Cancer Healing

SWITCH

Turn on the in-built switch belongs to you

完全オーダーメイドのオプショナル・がん治療

治癒のスイッチが入るとき

A.Hオプショナル治癒研究所　代表
東山明憲　著

この本の売上金はすべて統合医療クリニックの設立資金に使わせていただきます。

治癒のスイッチが入るとき・もくじ

——完全オーダーメイドのオプショナル・がん治療——

序章

●私にも生きる望みはありますか？

Hさん、三十四歳。主婦——。

乳がん。最初に病院で受診したときはステージ1期または2期手前だったのだろう。なにしろLumpectomy（乳房腫瘤除去手術）だけで、放射線、抗がん剤、ホルモン剤、ともに使用していないようだ。

二年後再発。腰椎に転移。足のしびれのため、歩くどころか、膝を立てることさえできない。ご主人に抱きかかえられてA・Hオプショナル治癒研究所に来た。

息子はまだ小学生。このまま死に向かうのは、あまりにも不憫であった。しかしこのままでは、あと一ヵ月ももたないだろう。すでに目に力はなく、食事は液体のものを、一日、コップで一、二杯飲むのがやっとだった。サプリメント（健康補助食品）も十分に使えないような状態にある末期患者。

なんとかしたい――。

「まず、食べられるようにがんばりましょう。」

「食べられるようになれば、私にも生きる望みはありますか？」

「あります。あなたにはまだやれることがたくさんあるはずだ。とにかく今はひどい脱水状態だから、点滴で水分とイオンのバランスを整えておけば、きっと食べられるようになります。そのうえで液体のサプリメント、ハーブ薬草、アメリカンインディアン薬草茶、そして有機野菜ジュースで栄養を補っておきましょう。」

がん症状緩和のための特別処方薬を飲み始める。ヒーリングタッチを行ない、頭のチャクラからはじめ、七つのチャクラに生命エネルギーを入れてみた。このヒーリングタッチの方法がいつでも自宅でできるように、ご主人にもやり方を教えた。こうしている間にも少しずつ笑顔が戻っている。

一瞬、目のなかに希望が見えた。治癒の転機のスイッチが入った、と思った。

その後、彼女は見事に回復し、食事も普通に（人並みの量）摂れるようになった。二度目に研究所を訪れたときは、しっかりと椅子に腰掛けて、私の話をまっすぐに聞いていた。ゆっくりではあるが、自分の足で歩くことさえできていた。

それがうれしくて無理をして動きまわったため、少し息切れがするという。それで車椅子を使っていたが、その口調はしっかりとしており、表情もいきいきとしていた。はじめに会ったときとは、まるで別人のようだった。

ご主人と今後の治療方針について話をしている間、三田先生（耳鼻科の専門医であるとともにヒーリングタッチのエキスパートでもある）にオーラ治療（ヒーリングタッチの一種）をしてもらった。その後、ＬＢＡ検査（最新生態整理バランス検査。詳しくは

第二章参照）を行なった結果、ソマテッツ（ＤＮＡのおおもとといわれている微生小体。詳しくは第二章参照）は、数が少ないが変形したものはなく、白血球のViability（活動能力）はきわめて良好であった。

帰り際、車椅子の彼女に、「いいご主人ですね」と話しかけると、「ええ、ほんとにそうなんです」と微笑んだ。苦しみ、悩みぬいた末に、壁を破った人の顔だった。

医者になってよかった――そう思った瞬間――

第一章　治癒の条件・豊富な治療オプション

●西洋医学と自然療法の統合

私は最先端の現代医学を学んだ外科医でありながら、その枠組みを越えて、統合医療を推進する「A・Hオプショナル治癒研究所」を設立した。

統合医療とは、簡単にいえば、西洋医学だけに百%頼り切ってしまうのではなく、東洋医学や自然療法、心理療法など、あらゆる可能性のなかから最善の方法を見つけ出し患者の健康回復を目指すという新しい考え方である。

A・Hオプショナル治癒研究所では、患者の状態に合わせて、数種のハーブやビタミン類、ミネラル類を組み合わせ、さらに有効であると考えられれば、β—グルカンを豊富に含むキノコ類や田三七人蔘、サメの軟骨なども使う。また最近注目されている心理療法や、アロマセラピー、ホメオパシー、それにアーユルベーダなどの古代インド医術まで取り入れている。

こうした自然療法は、どちらかというと西洋医学と対立した立場にあるように受け止められる傾向にある。たしかに西洋医学に対して敵意をあらわにする自然療法家も少なくない。逆に西洋医学だけが本当の医学であるとして、一切の自然療法をいかがわしい行為として軽蔑、無視する医師もいる。

しかし私は、そのどちらの方法も研究した結果、それがお互いに補完し合う（助け合う）べき関係にあるということが分かったのである。一言でいえば、敵（がん細胞や病原菌等）を攻撃するのが西洋医学的アプローチで、味方（生命力、免疫力）を強くするのが自然療法的アプローチであるということになる。つまり、それぞれ得意分野があるのだ。詳しくは後で述べるが、ようするに、そのそれぞれの利点を最大限に生かしつつ、とにかく何としてでも病気を治したい、患者を元気にしてあげたいというのが私の基本的な立場である。

ただ、西洋医学的な治療サービスは一般の病院でも容易に受けることが可能なので、

Ａ・Ｈオプショナル治癒研究所では、総合的なバランスを考えたうえで自然療法を中心としたカウンセリングを行なっている。（ちなみに私自身も、胃腸科外科などのクリニックで、医師として通常の西洋医学的な治療も行なっている。）

●どんなことをしてでもがんを治したい

自然療法については、アメリカやカナダ、ヨーロッパが先進国である。私も二年間にわたってカナダに滞在し、臨床研修と研究を行なってきた。

カナダは研究内容が進んでいることはもちろんだが、西洋医学の医師と自然療法の医師が共同でひとりのがん患者を治療していくという、統合医療的なスタイルもよく見受けられる。また、自然療法を行なう医師といっても、みな現代医学の基礎知識はしっかりと学んでいることが大前提だ。そうしないと、単なる「おまじない」などとの区別がつかなくなり、やがて収拾がつかなくなってしまう。

日本では一部の人たちの安易な行動によって、本物の自然療法までなんとなくうさんくさく思われてしまうという傾向がなきにしもあらずである。現実、自然療法は日本ではまだまだ正式な治療行為として認められていない場合が多い。保険が適用されないので、医者も患者も経済的な負担が大きい。それにどこかいかがわしいイメージがつきまとっている。何かと批判も多い。

私自身も、はじめはそうしたアプローチに対してどちらかというと懐疑的な立場をとっていた。それが、なぜ自然医療を専門的に研究するようになったのか。そのあたりの細かなプロセスは第五章に書いているが、一言でいえば答えは簡単である。ようするにどんなことをしてでもがんを治したいからであり、がん患者とその家族に希望を持ってほしいからだ。そしてまた現実にその方法で劇的な効果があがっていることを、本場カナダで目の当たりにしたからにほかならない。

●学問のための医療よりも患者のための医療を

現代医学の土台となっている西洋医学は、科学的な立場から、どうしても客観性を追求する。誰にでも同じような効果が上がるものしか認めにくいのだ。とくに最近になって「ＥＢＭ（Evidence Based Medicine＝確かな根拠に基づいた医療）」という考え方が提唱され、より一層実証主義的な傾向が強まってきている。もちろん、それはそれでとても大切なことではある。人の命を扱う仕事なのだから、アバウトでいい加減な判断は許されない。

しかし、医学的に実証できていないからといって、必ずしも「何の根拠もないいかがわしい医療」であると決め付けてしまうのも、どうかと思う。たとえば、自然医療でよく用いられる薬草類は、直接患部に働きかけるものよりも、どちらかというと体全体に気を補い生命力を高めることによって結果的に症状を改善するのであって、薬と病気の単純な因果関係だけでは説明できない場合が少なくない。仮に実際に効くことが分かっている療法でも、その効果や治癒のプロセスが西洋医学のモノサシで計ることができなければ、「根拠がはっきりしない」ということになってしまいかねないのである。

現代医学で検証できようができまいが、実際に患者を癒すことができるのであれば、みな医療といえるのではないか、と私は考える。

病気は一人ひとりみな違う。なかなか理論どおりにはいかない。とくにがんという病気はとても複雑かつ変化に富んだ病気だ。あの人に効いた方法が、この人にも効くとは限らない。極端にいえば同じ患者でも、その日その日で状態はどんどん変わる。その人のための、そのときの状態に応じた治療が必要なのである。

これまでがんが「治らない病気」とされてきたのは、ただひたすら西洋医学的な方法だけに頼ってきたからにほかならない。西洋医学は、体をそれぞれ部品の集合体と捉える傾向にある。ゆえに、悪いところがあればとりあえず切り取ってしまうか取り替えるか、あるいはその部分だけ治してしまえばいい、という発想になりがちだ。たしかにそのほうが手っ取り早く問題解決できる場合もある。

しかしがんという病気は、胃がんや肺がんなど、特定の部位に発生してはいても、じつは体全体の病気であるということが分かってきている。体全体のバランスの崩れや免疫力の低下などが、ある特定の所、とくにストレスのかかっている部位などに現象化したものががんにほかならない。

つまり、物理的に現象化したがん細胞は、あくまでもひとつの結果であって、その根は体全体にあるのである。とすると、たとえがんを何とかして切り取ったとしても、それでがんが治ったことにはならないのではないか。ようするにがんを生み出すに至った体そのもの、生活そのものを「治す」必要があるのだ。こうした考え方は、西洋医学よりも、どちらかというと自然療法が得意とする分野である。

西洋医学であれ自然療法であれ、とにかく患者の病気を治すことが先決である。必要に応じて、どちらも使えばいいのだ。学問的立場や病院経営のための医療ではなく、今こそ本当の意味で患者のための医療に立ち返るべきときではないか。

●オプションの引き出し

西洋医学では、手術、放射線治療、化学療法が主ながん治療の方法である。ようするに敵（がん細胞）を切り取るか、放射線銃で撃ち殺すか、毒殺するか、である。いずれの場合も直接がんを攻撃する作戦だが、同時にその余波で、多かれ少なかれ正常な細胞までも破壊されてしまうことは避けられない。いわゆる副作用である。たとえ世界一の腕を持つ外科医でも、体を切り開くこと自体が、手術侵襲といって、人体にとっては大きなダメージになるのである。

もともと自分の細胞が何らかのきっかけで異常に増殖したものががんなのだから、それを攻撃することは、そもそも自分自身を攻撃することだともいえる。皮肉なことに、がんを攻撃すれば、その副作用で体全体の生命力が低下し、がんを抑える力がなくなり、またがんが再発する、というような悪循環に陥ってしまう患者も少なくない。このあたりががんの難病たる所以である。

一方、ハーブや漢方などは、逆に体全体の生命力を高めてがんに負けない体を造ろうと働きかける。ただ、この方法は、それなりに時間がかかる。体の回復を待たずにがんに負けてしまうということにもなりかねない。今すぐ切り取らなければどうしようもなくなるという状態にある患者なら、何よりも手術をすることが先決だろう。ただ、その場合、それによる手術侵襲をカバーするためにも、どうしても生命力を高めるためのハーブ、ビタミン、ミネラル類の処方を欠かすことはできない。

西洋医学、自然療法、心理療法など、あらゆる方法のなかから、患者の性格、要望、体調、症状などに合わせて、その人に最も適した治療を施すこと――それが私の目指す統合医療である。多様な症状に立ち向かうためのカギは、とにかく治療のための「オプションの引き出し」をどれくらいもっているかにかかっている。

人間の体は一人ひとりみな違う。心も違う。がんの状況も違う。生活環境も違う。そうしたことをすべて踏まえたうえで、様々な方法のなかからその時点で最善のプログラムを作る。その人のための完全オーダーメイドのがん治療を施したい。その夢を実現するために、私は「A・Hオプショナル（選択できる）治癒研究所」を設立した。

●「病気」から「元気」へ

A・Hオプショナル治癒研究所が目指すものは、ただ単に患者の体のなかからがんがなくなればいいということではない。がんから生還した後も、もうがんにならない体、がんに負けない体を作ること、それが最終的な目標である。一言でいえば、病気を治すだけではなく、「元気な（本来の）体」に戻すことである。

がんの場合、切り取るなどの方法で仮にその時点でがん細胞がなくなった（見かけ上がんが治った）としても、同じような生活を続けていれば、再発する可能性が非常に高い。幸いにしてがんの再発がなかったとしても、手術や抗がん剤などの副作用でそのまま寝たきりになってしまっては、本当に治療したとはいいがたいのではないか。

体力が低下し、再発に怯えながら暮らさなければならないようでは、せっかく勝ち取った命があまりにもったいない。できるならば、がんから生還した後も、元気なころの生活の質（ＱＯＬ＝Quality Of Life）を維持してもらいたいのだ。

そういった意味で私は、がんが消えてからの日々の過ごし方や食生活のカウンセリングにとても力を入れている。その方法は、がんになる前、未病段階でがんを阻止するためにもきわめて有効である。

●医者と患者の共同作戦

がんを克服する最善のプログラムは、患者との長時間にわたる面接を行なった末に見出されるものだ。そして、それを患者本人にも自覚してもらう。いうならば患者と医者との共同作戦である。もちろん医者として、私は専門知識と豊富な経験を駆使して最大限のアドバイスをするが、患者本人に自分で自分を守るという主体的な意識がなければ、がんに勝つことは難しい。

そうした理由から、若干の例外（患者が高齢であったり、家族が強く反対した場合等）を除いて、私は患者に病気の内容をありのまま知ってほしいと考えている。もちろん、「あと○ヵ月の命です」などということはいわない。実際、たとえどんな状態であっても、必ずどこかに希望があるはずだし、患者本人にもそして私にも、まだまだ何かやれること、やるべきことがあるからである。

患者本人に闘う相手を知ってもらうためにも、病名を告知することは重要である。そして、自分の体のなかで今何が起こっているのかということも具体的かつ正確に把握してもらう。その手助けのために最先端の医療科学を応用した検査機器を導入した。これは、自分の体のなかをテレビを見るように目で見て感覚的に理解できる画期的な医療機器である。詳しくは次章で紹介しよう。

●がんの特効薬は存在しない!?

がんは「不治の病」といわれながら、一方では、「〇〇でがんが治った!」といった謳い文句も氾濫している。いったいどの方法がいいのか、普通の人ではなかなか分からない。高いお金を出していろんなことを試みても、なんの効果もなかったということも少なくない。

私もはじめは、現代医学を学んだ医師のひとりとして、そういったものに対する不信感は人一倍強かった。しかし、よくよく研究してみると、そうした方法はまったくのウソやデタラメだったのかというと、決してそうは断定できないことが分かったのである。もちろん、なかにはまるっきり根拠のないものや、あきらかに詐欺と思われるものもあるが、多くの場合、ある特定の人にだけ効いたものを、まるで誰にでも同じ効果があるというように表現していることからくる誤解がほとんどなのである。

これまで数多くのがん患者を診てきた経験と、専門文献を研究するなかで、「これだけで誰でもがんが治る」というような特効薬は今のところないと私は確信している。ある人には劇的な効果が得られても、他の人にはほとんど効かなかったということが多々あるのだ。がんの状態も薬の効き方も人それぞれなのである。

ようするに、人によって（がんによって）効く薬は違うのである。もっと正確にいえば、効く薬の組み合わせ、即ち処方が違うのである。あえて特効薬を挙げるとすれば、ハーブ＋ビタミン＋ミネラルの三つである。この三つを組み合わせると、ほとんどの人に著しい効果があるということが分かっている。

しかしその場合でも、どの種類のハーブを使うか、それとビタミンやミネラルはどんな種類のものをどの程度組み合わせるか、などなど調合の仕方は患者の状態によって千差万別である。同じ患者でも、状態の変化によって微妙に異なってくる。

また、調合に使用する素材の材質も問題だ。ハーブはハーブでも、農薬や化学肥料の有無、そしてどこで採れたものかということでまるっきり効果が違う。最善を尽くすためには、ひとつひとつの素材も妥協せずに最高品質のものでなければならないと私は考えている。

私が実際に使用しているハーブ等のアイテムや治療法の具体例については、第四章で詳述しよう。

●病気は「治す」のではなく「治る」のだ

ここで、「A・Hオプショナル治癒研究所」のもうひとつのキーワードである「治癒」(治療ではない)ということについて述べておきたい。

「治癒」とは、いうまでもなく「病気が治ること」である。「病気を治すこと」ではない。まして、誰かに「治してもらう」ことでもない。

極論すれば、病気はすべて治すものではなく、治るものなのだ。私も含めて医者は誰でもあらゆる手を尽くして病気を治そうとはするが、しかし真の意味で病気を治すのは、患者本人の自然治癒力なのである。仮に、医者の処方や手術などで病気が治ったように見えても、医者はあくまでも治癒の手助けをしただけであって、最終的に治るのは、あくまでも患者本人に自然治癒力があるからなのである。

傷口を消毒したりするのは、そこから雑菌が浸入しないようにするためだし、縫い合わせたりするのも、傷口が自然にふさがるのを助けるためだ。実際に傷口がきれいに消えるのは、医者の治療ゆえではなく、自然治癒力によるのである。この自然治癒力がなければ、どんな名医が縫合を行なっても、傷口はいつまでたってもふさがることはない。

自然治癒力とは、一般に、医者や薬品の力ではなく、自分自身で病気を治す力、自然に病気を治す力、というようなニュアンスで受け止められている。それはそれで間違いではないが、もう少し深く考えてみる必要がある。それは「自然に治る」ということは、「自然が治しているのだ」ということだ。

●自然治癒力はどこから来る?

つまり自然治癒力とは、必ずしも自分の力だけではなく、自然そのもの（あるいは生命体）がもつ修復力であるということだ。人間も自然の一部なので、もともと強力な自然治癒力を持っているのだが、それが低下していたり、それだけで対応できないような病気になってしまったときは、外からその力を補う必要がある。それが、まさしくハーブやビタミン、ミネラルなどを使った自然療法である。

そうした自然のものを摂取することで、体のなかに大自然の気が流れるようになる。その気の力こそ、大自然が持つ修復力つまり自然治癒力にほかならない。実際、ハーブやビタミン、ミネラルをバランスよく摂取することによって、細胞のひとつひとつ、酵素やホルモンのひとつひとつが「元気」になり、低下していた免疫力が回復するのである。

自然治癒力とは、自分の体の修復力と大自然の修復力を合わせたものである。さらに自分の体の修復力自体、もともと大自然から授かったものなのだから、すべて自然の力であるということもできる。ただ、だからといって患者本人が何もしなくてもいいということではない。大自然の気を呼吸し、自然治癒力を最大限に活用するためには、本人の意識、心の持ち方がきわめて重要なのである。

また、医食同源という言葉があるように、どんなものを食べているかということによって、自然治癒力に大きな差が出てくる。それゆえ、食生活の指導は、一般に考えられているよりもはるかに重要な医者の仕事であると私は考えている。

自然治癒力はとても神秘的な力である。それを完全に解明することは、生命そのものを解き明かすことと同じである。しかし、たとえよく理解できなくとも、大自然に触れ、そこから生まれた食物を摂取することで、私たちはその恩恵を最大限に受けとることができるのだ。

がんをはじめ、様々な病気に悩む人たちを、心身ともに癒し、根本的に元気にするために、その治癒力を研究し、実践していく場所として、私は「病院（病の場所）」ではなく、「治癒」の研究所を創設したのである。

豊富なオプションの引き出しから、その患者にぴったりと合った最善の方法を選び出し、医者と患者が共に病気を克服していく。それが「不治の病」といわれたがん治癒のための必須条件である。

ただし、医者ができるのはどこまでも「手助け」であって、最終的に病気を治すのは患者本人の意識と自然治癒力である。医者が治療プログラムを作っても、それを主体的に実行するのはあくまでも患者本人なのだ。治療とは、突き詰めて考えれば、「自分のために、自分の体に、自分がする」ということにほかならない。

医者でも、家族でも、気功師でも、お坊さんでもない。自分が問題なのだ。正しく食べること、休むこと、運動をすること、瞑想することなどなど、そうした日々の「セルフケア」が、自分の命を助ける「セルフディフェンス」につながるのである。

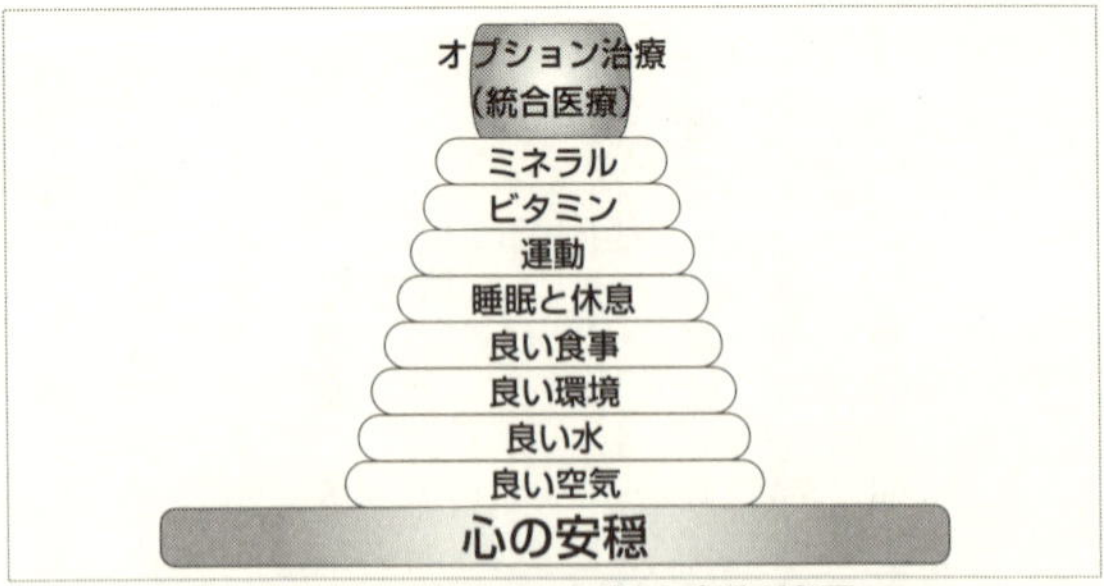

健康づくりには、さまざまな条件が必要

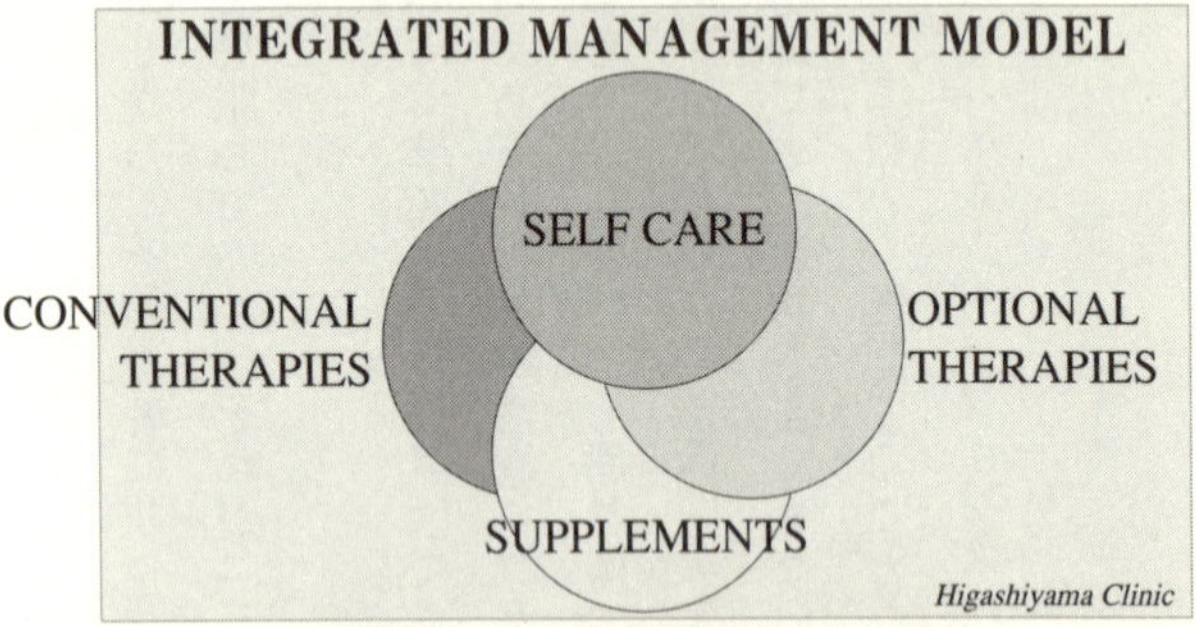

健康を保つには多方面からのケアが大切

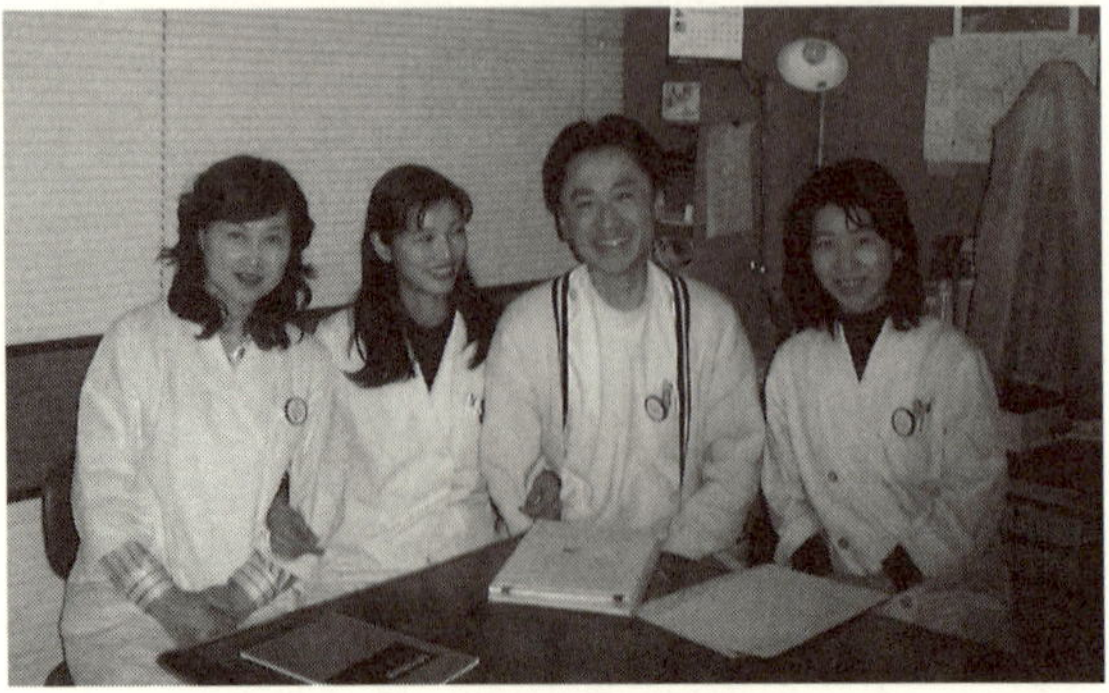

A.Hオプショナル治癒研究所のスタッフ

【コラム】治癒の証明・難病から生還した人たち①

◆肝臓に転移した腎がん（Jさん・40歳・女性）

一九九九年三月末。Jさんは左の腎細胞がんのため、左腎臓と脾臓、大腸の一部の摘出手術を一般病院で行なった。しかし肝臓にも直径三cm大になるがんの転移病巣があった。手術後、大腿動脈の血管造影法から、肝動脈のリピオドール塞栓術を施行。抗がん剤による治療は行なわなかったが、インターフェロンの注射を定期的に行なっていた。

Jさんが A・H オプショナル治癒研究所を訪れたのは手術から一ヵ月後のことだった。さっそくＬＢＡ検査（第二章参照）を実施。赤血球の大小不同と酸化影響、赤血球膜の希弱化、白血球の活動性の低下が認められ、とくにソマテッツの数が少なくなっていることが分かった。六月に行なったＢＴＡ検査（第二章参照）では、血液の強いアルカリ性化と酸化が見られ、リンパ系の毒素排泄能の低下、細胞のエネルギー利用効率の低下も目立った。

こうした検査結果と問診によるデータを総合して、インディアン薬用ハーブを中心にビタミン、ミネラル、抗酸化物質、その他の栄養機能食品をサポートする治癒プランを立てる。同時に、食生活や日常生活の改善、運動、呼吸、気功なども取り入れた。Jさんはとてもまじめに、そして忠実に注意点を守った。

それから何ヵ月もしないうちに効果が現れた。九月末の肝臓CT検査では、がん転移巣が〇・三cm（手術前の十分の一）に縮小していたのである。十月のLBA検査ではソマテッツ数が増加し、白血球の活動性の改善が認められた。赤血球の大小不同はまだ少し残ってはいたが、それも改善傾向にあった。BTA検査では血液の酸化還元電位が前回よりも低下し、酸化状態も改善していた。全身状態も良好で、再発の兆候はまったく見られなかった。

十二月初め。腹部CT検査。肝臓のがんはほぼ完全に消滅した模様。ただリピオドール塞栓術の白い痕跡だけが、かつてそこにがんがあったということを物語っていた。

第二章

治癒の第一歩・自分の体の状態を知る

Ａ・Ｈオプショナル治癒研究所には、他の病院で見放されたような人が、ボロボロになって訪ねて来る場合も少なくない。それでも、みんなそれぞれ希望をもって自分の病気と闘っている。

当研究所では、がんを始めとしたあらゆる病気の完全治癒を目的として、主に次のような内容の研究を行なっている。

①栄養バランス療法
②薬用ハーブ療法
③がん症状緩和療法
④免疫増強療法
⑤ホメオパシー療法
⑥メディカルアロマセラピー

⑦ＥＤＴＡキレイション療法
⑧７１４Ｘ療法
⑨ＩＶ療法
⑩その他の代替医療法各種

この他にも、健康セミナーや病気全般に関する相談、病気にならないための生活相談や食事指導などを随時行なっている。

長い歴史を越えて語り継がれ実践されてきた伝統医療もあれば、最新鋭の機器や技術、知識を駆使した先端医療もある。これらを患者の状態に合わせてプログラミングすることで、これまでには考えられなかったような画期的な成果を生み出すことができている。

科学的な検証を踏まえながら、有効と判断されるあらゆる方法を駆使して、患者のために最善を尽くす——それがＡ・Ｈオプショナル治癒研究所が目指す「統合医療」である。そのひとつひとつの方法について具体的に解説する前に、その統合医療の大前提となる、画期的な検査法について述べておかなければならない。

それぞれの患者にぴったりと合った最も効果的な治癒プログラムを作るためには、まずその体のなかが今どんな状態にあるのかということを、しっかりと知る必要がある。そのために、Ａ・Ｈオプショナル治癒研究所では、日本国内ではまだ数少ない最新の検査機器を導入している。「ＢＴＡ(Biological Terrain Assessment)検査」「ＬＢＡ(Live Blood Assessment)検査」そして「ＢＥＳＴ(Bio Energetic Stress Test)検査」である。三つとも通常の西洋医学的検査とはまったく違った観点からの検査システムである。この三つの検査結果を組み合わせることで、医者は患者の体のなかの状態を正確かつ総合的に把握することができるのだ。

◆最新生体生理バランス検査1・BTA

●「病気になりやすさ」をチェックする

ＢＴＡ(Biological Terrain Assessment)は、血液、唾液、尿の三つの体液から、体内環境、機能状態を総合的に把握する検査である。測定は、十二〜十四時間絶食後の血液二ml、唾液二ml、そして朝一番の中間尿を採取、ＢＴＡ−Ｓ２００という最新の測定器を用いて、三つの体液それぞれのpH（ペーハー）値、酸化還元電位、電気抵抗値を測定し、コンピュータ解析するものだ。

尿は腎臓の分泌能や細胞に及んでいる毒素状態を、血液は細胞や細胞周囲の環境の生化学的バランスを、そして唾液はリンパ系及び消化機能系の情報を教えてくれる。具体的には次の項目が主なＢＴＡ検査でチェックできる内容である。

・今、まさに体が必要としているもの、不足しているものは何か
・健康度、病気の進行具合、病気になりやすいかどうか
・どんな治療法がよいか
・適切なビタミンやミネラルの組み合わせ方法
・各臓器の状態、どの臓器がうまく働いてないのか
・リンパ系および消化器系の状態
・酵素活性バランスの狂いや慢性的な変性状態
・不必要な薬や栄養補助食品の検索
・体のアルカリ度と酸性度
・体に重金属による悪影響があるか

・体の酸化状態

・体はエネルギーを無駄なく作れるか

・体は適切に体内毒素を排泄しているか

・また、その排泄機能を促進させるためには、どうしたらよいか

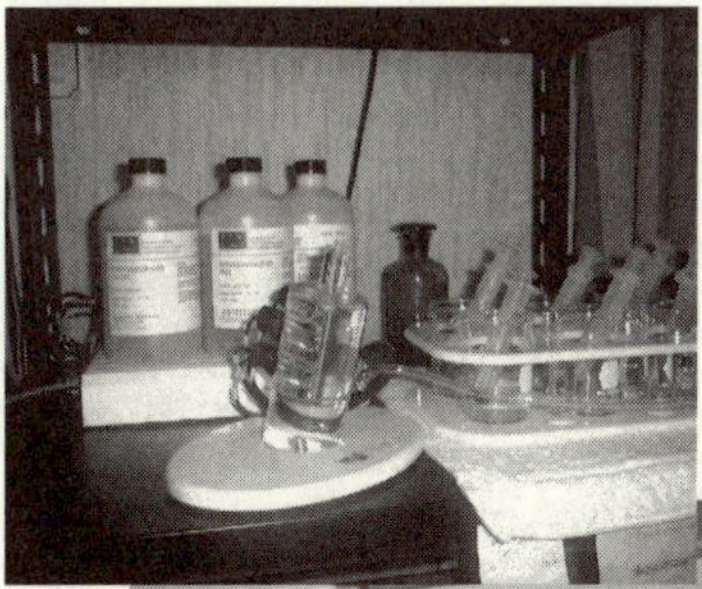

ＢＴＡ検査器具

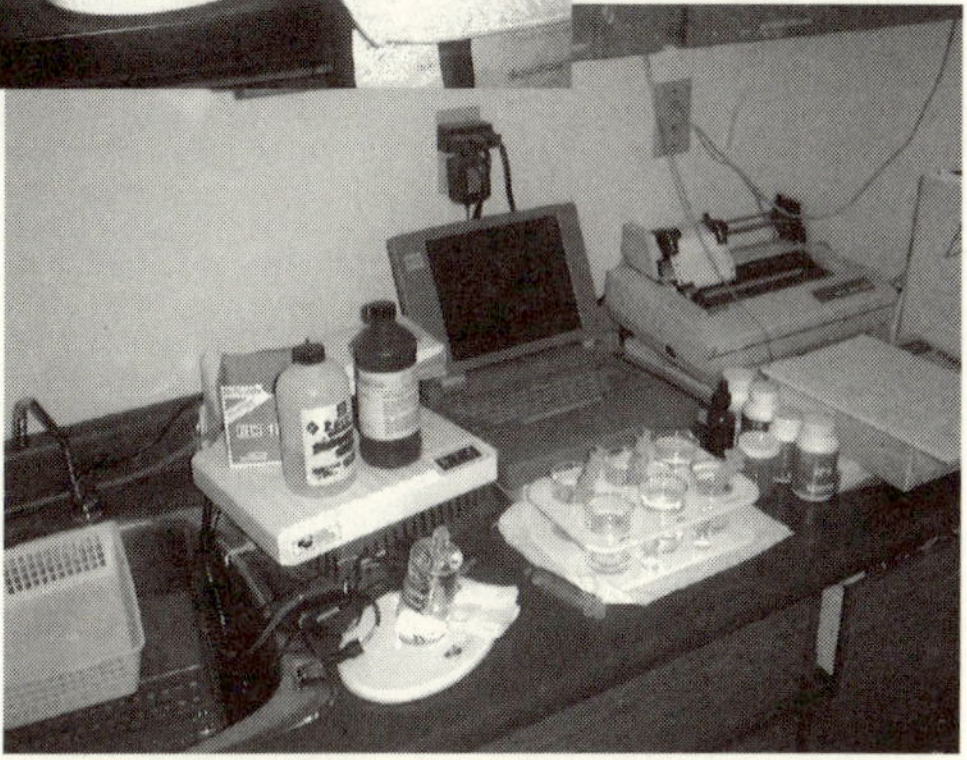

●BTA検査は未病のがんも見逃さない

環境汚染、寄生虫、ウィルス、有害微生物、カビ、ビタミンやミネラルの不足、酸素の摂取不足、糖分の摂り過ぎなど、多種多様の原因が患者自身のなかに存在し、これが病気を引き起こしていることが多い。にもかかわらず、一般の検査室のテストでは、これらの原因を同定できないのが現状である。そして、患者は体の異常をもったままになってしまう。一方、医者は、何も治療の必要はないという。こうして多くの場合がんをはじめ様々な病気の発見が遅れ、発見時には末期、ということになってしまう。

「なんとなく体の調子が悪い」というような状態の人が少なくないが、そういう自覚症状があっても、通常の血球算定テストや他の一般血液テストでは異常なしと判定されるケースが多い。しかしBTA検査は、その不調の原因を見逃さずに捜し出してくれる。

原因がはっきりしなければ、「きっと『疲れ』でしょう。あまり無理をしないでください。ビタミン剤を処方しておきますから」と、きわめて大雑把に診断されて、あまり意味のない薬をもらって飲むだけ、ということになりがちだ（もっとも、ビタミンだけでも処方してくれるなら、まだいいほうだが）。もしかしたらそのとき既に、たとえ目には見えてこなくても、体のどこかにがんが発生しているかもしれないのに、だ。

Ａ・Ｈオプショナル治癒研究所では、たとえがんそのものが見えなくても、「がんが発生してもおかしくないような体内環境」であれば、その時点から栄養指導などの「がん対策」を開始する。

ビタミン剤にしても、ＢＴＡ検査の結果に基づいて、種類や量、質、食事や他のサプリメントとの組み合わせなどから総合的に判断して処方する。

ＢＴＡ検査を定期的に実施して、この三つの体液の生化学的変化をモニター（監視）しながら、そのときそのときの状態に合わせてハーブ・ビタミン・ミネラル・ホメオパシー薬などを処方し、運動・栄養指導、心理カウンセリングなどを続けていけば、体内環境は次第に正常な状態に戻っていくようになる。

そうすれば、たとえがんであっても、病気の進行を止めたり、すっかりと消してしまうことも決して不可能なことではない。健康的な食生活、適切なビタミンやミネラルの補給、必要十分な運動と休息などを通じて体内の生化学バランスが正常に戻れば、強力な免疫力が復活し、病気が治るのはむしろ当たり前のことである。

◆最新生体生理バランス検査2・LBA

●生きて働く血液を直接見る

指先から採取した一滴の血液をソマトスコープという特殊な暗視顕微鏡で検査するの

がＬＢＡ(Live Blood Assessment)である。この検査の最大の特徴は、まず「生きたままの血液(Live Blood)を観察できる」ということだ。

通常の光学顕微鏡検査は色素染色をして血液を見ている。また電子顕微鏡検査で見る血液は、真空状態で処理された原形質を見ている。いずれの場合も、もはや血液は生きてはいない。しかしソマトスコープを使えば、体内にあるときとほとんど同じ状態のままに動く「生きた血液」が見えるし、何といっても、気（免疫力の程度）を見ることができる特殊な機器である。

もうひとつの特徴は、その「生きた血液」を、医者だけではなく患者自身がテレビモニター上で観察できるということである。それによって患者は自分の健康状態を直感的に把握できるとともに、体のなかで一生懸命に働く血液に「自分の体の一部」という愛着がわき、自分の健康プログラムは自分できちんと維持していくのだという自覚を自然に持つようになる。治療に対して患者が主体的な意識を持つことは自然療法ではとても重要なことである。

また、ＬＢＡの検査結果はビデオや写真に記録しておけるので、治療の前後で体内環境がどう変化しているかということを映像的に比較し、次への対策を立てることができる。

ＬＢＡ検査で把握できる主な項目を列挙すると次のようになる。

・白血球、赤血球、血小板の活動状態
・ビタミンやミネラルの欠乏や不足状態
・毒素や活性酸素による細胞への影響の有無
・体内の酸化状態や貧血があるかどうか
・脂肪やタンパク質を摂り過ぎていないか
・肝臓や膵臓が弱っていないか

・血栓や動脈硬化になりやすいかどうか
・組織や臓器に酸素がうまく供給されているかどうか
・ストレスの影響があるかどうか
・免疫力の温存は十分にあるか
・今、病気になりやすい体内の環境であるかどうか

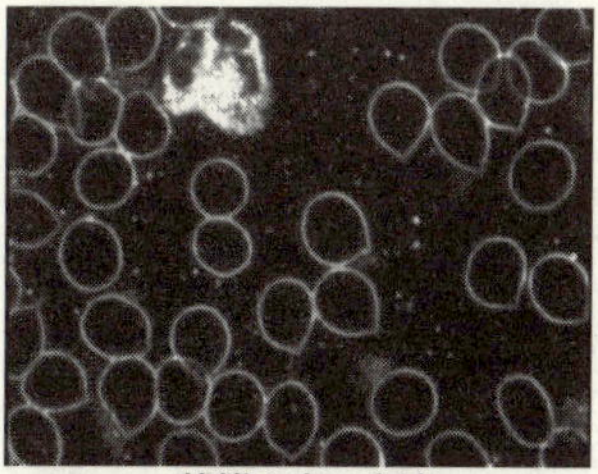
状態の良い血液

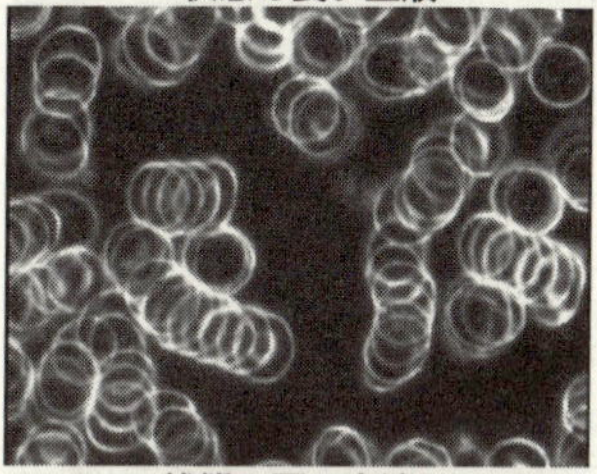
状態の悪い血液

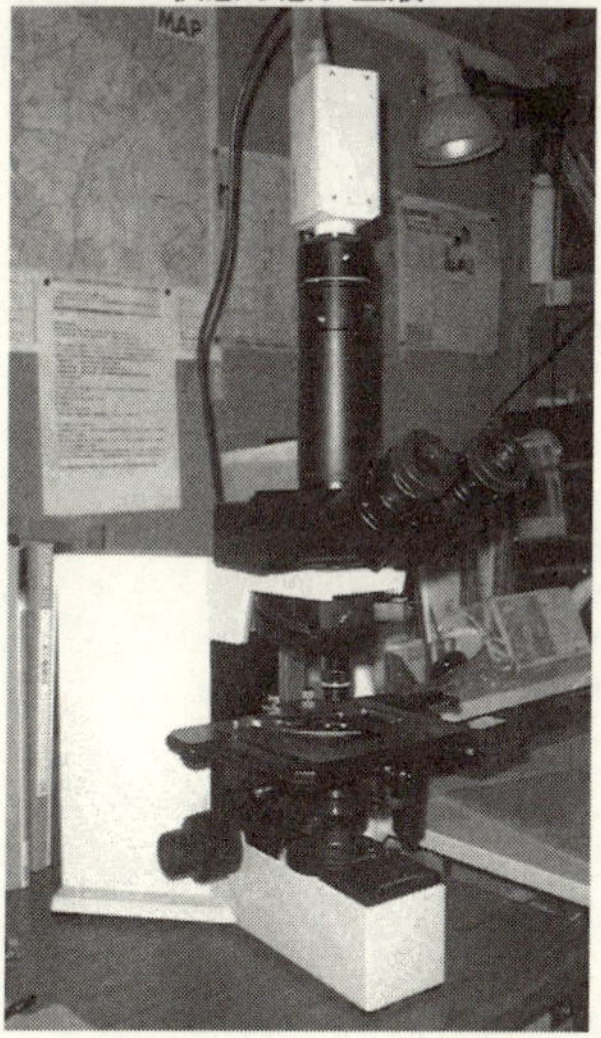
ＬＢＡ検査機器

●体内環境と免疫予備能に関係する微生小体

フランス系カナダ人のネサン生理学博士は、ソマトスコープを開発した。それを使い「生きたままの血液」を観察することで、体内環境と免疫予備能に関係する微生小体の存在を発見したのである。彼はこの微小体を「小さな物体」という意味で「ソマテッツ」と名付けた。

「私はこの研究を通して、ソマテッツは生命の最小の単位で、DNAのおもととなる物質であり、また組織や物体に生命エネルギーを注ぎ込む働きもあると確信した」と、ネサン博士はコメントしている。

ネサン博士のいう「ソマテッツ」は、ドイツの細菌学者グンター・エンデルラインのいう「プロテッツ」、そしてバージニア・リビングストン・ウィーラー医師のいう「プロジェニター・クリプトサイズ」と同じものを示しているようだ。この微生小体にはいくつもの形のバリエーションがあるとされている。呼び名は様々だが、とにかくこの形の変化をともなう多型小体が、体内環境および免疫予備能、病気の発生と大きく関連しているという考えは、多くの専門家たちによって支持されている。

ようするに、ソマテッツの数と形を通して、免疫の予備能力、体内環境の状態や傾向を把握できるのである。そしてこのソマテッツはソマトスコープでしか見ることができない。他の暗視野顕微鏡ではそれを観察することはできないのだ。

●飛躍的に進展した検査方法

オランダのハーグ市にある生命力研究所（バイタリティー・リサーチ）の設立者兼所長のマーティン・クラッテ医師は、このソマトスコープにより、自らの診断法が大きく進展したとして、次のように述べている。

これまで私は電子顕微鏡で見えないものは存在しないと信じていた。しかし実際私が見ていたのは血液という検体ではなく、単に血液中の組織の「数」だった。それに比べ、今ソマトスコープを使って私が見ているのは、血液の成分とその動きであり、まさしく生きている器官なのだ。血球の数を重視するこれまでの血液検査は、実際の血液状態のごく一部の情報にすぎないということがわかった。

たとえば、患者さんが初めて私の所に来て血液の検査をしたとする。従来の方法では、白血球の数が数えられ、これがある一定の数値内ならば、この人は「正常」と診断されるわけである。しかしソマトスコープを使って血球の「機能状態」という視点から観察すると、「異常」と判断されるケースもあり得る。

つまりたとえ白血球の数が正常であっても、その働き具合がどうであるか、ということが問題なのである。

細胞が死にかけていたり、幼若すぎたりして活動能を失ってしまっていたら、その数がいくら正常だといっても、まったく意味のないことである。細胞の動きいかんでその活性度が違うし、細胞壁の状態でこの細胞が活性酸素などによりダメージを受けていないかどうか、早急に栄養状態を改善して細胞壁を修復する必要があるかどうかなどもわかる。

細胞壁が不全であるということは、細胞を囲んでいる膜がちぎれたり破けていたりしている状態で、悪影響を及ぼす物質や微生物が容易に細胞内に入り込み、細胞を破壊する危険性が高いということを意味する。また、赤血球や白血球などの血球に起きている影響は、他の体細胞にも同様に起きていると認識しなければならないのである。

その時点で異常を発見し、早急に適切な治療が施されれば、がんを未病の段階で防ぐことができるだろう。またしばらく治療を続けても検査値に変化がなければ、治療法を再検討するための有効なデータともなるのだ。

◆最新生理バランス検査3・BEST

●ツボの伝導率からストレスの度合いを計る

ＢＥＳＴ(Bio Energetic Stress Test)システムは、西洋医学と東洋医学を融合させたユニークな検査法である。

経穴（ツボ）は東洋医学では古くから知られていたが、西洋医学ではとくに医学的な意味を見出してこなかった。しかしここ十数年の研究によって、じつはこの経穴には体の他の部位と比べて電気的な特徴があることが分かったのである。皮膚は全体的には伝導率の低い組織だが、経穴のある所だけは例外的にそれが高くなっているのだ。

ドイツの著名な医学博士ラインホルト・フォル（1901-1989 東洋医学の研究者でもあ

った）は、体内の臓器や組織に何らかのストレスがかかっているときには、それに対応する経穴の伝導値が変動することを発見した。このフォル博士の発見を応用したものが、BESTシステムである。

簡単にいえば、手や足の経穴の伝道値を計測し、次にそれをパソコンで分析し、体のどこにどれくらいのストレスがかかっているかということを知るための検査である。さらにBESTシステムは、検査結果と連動して、パソコンにデータベース化されているハーブ、ホメオパシー、栄養サプリメ

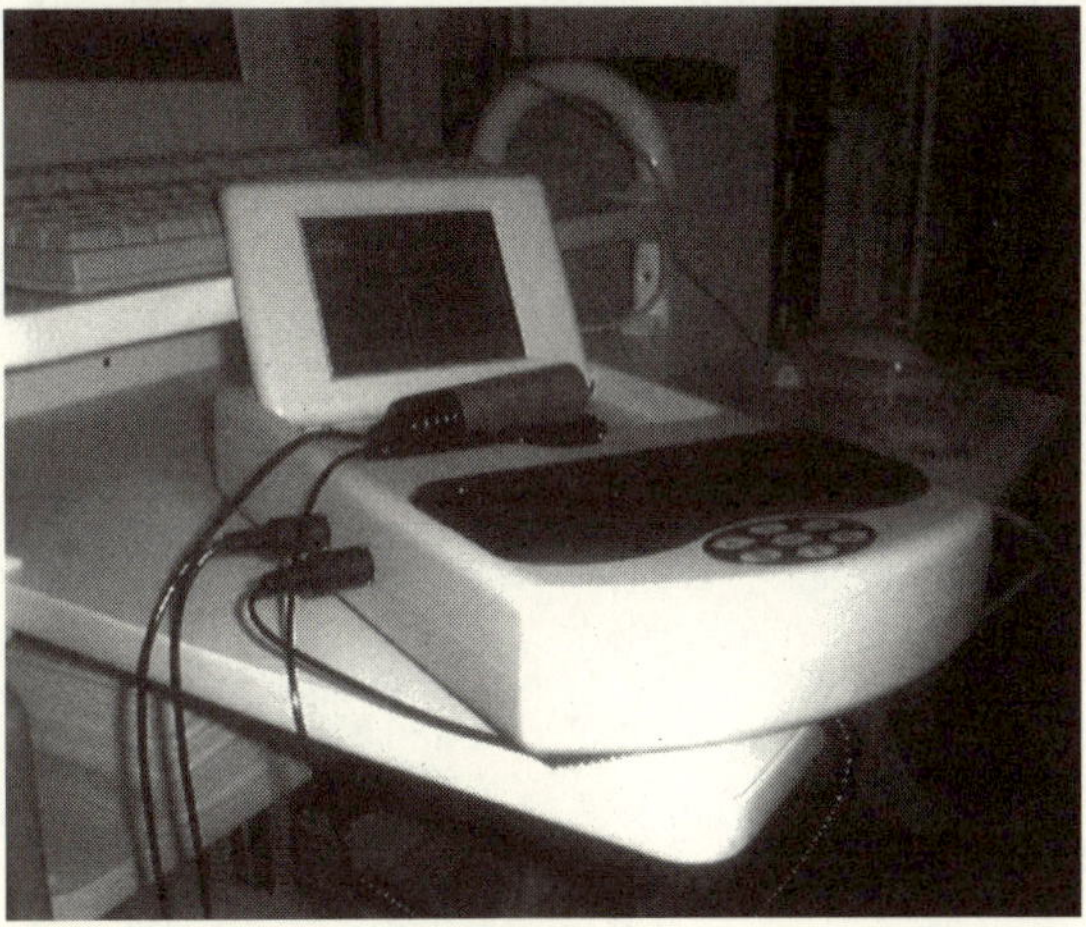

BESTシステム

ントなどの三万件にも及ぶアイテムから、崩れてしまった生体エネルギーバランスを取り戻すための最適なアプローチを検索してくれる。

ちなみに、このような指の経穴の位置に一致させて、中赤外線を持続的に与える指輪が開発されている。経穴、経絡を利用した治療法が、改めて注目を浴びる時代になってきた。

【コラム】治癒の証明・難病から生還した人たち②

◆胃がん・卵巣転移がん（Nさん・26歳・女性）

今まで規則的であった生理の周期が急に不安定になり、ついに止まってしまったため、Nさんは婦人科を訪れた。

超音波検査で右卵巣に腫瘍が見つかった。食欲不振も続いていたので胃についても調べてみると、そこにはより進行したがんがあった。二十代前半に発生することの多いスキルス胃がんである。卵巣の腫瘍はこの胃がんが転移したものであった。

手術で胃を全部と両側の卵巣を切除し、さらに抗がん剤の治療を行なっていた。そのころ、「水と食の健康法クラブ」との出合いがあって、そこからA・Hオプショナル治癒研究所のことを知り、私を訪ねてきた。面接には、本人を含めて家族七人が参加した。

がんの告知は手術の前にされていたようだが、自分の体が実際にどんな状態にあるのかということについては、彼女自身ほとんど知らなかった。「病気は医者が治すもの」と思い込んでいたからである。手術後、自分の体に起きている現実を知り、さすがにショックを隠し切れない様子だった。幸い理解ある家族の全面的な支えがあって、面接の後、自ら病気に立ち向かっていくことを決意した。

後に、私に宛てた彼女の手紙には次のように記されていた。

「がんを『一生で一番の贈り物』だと言えるようになることを信じて、自分自身で奇跡を起こすべく、今まで以上に私らしい『私づくり』を始めたいと思っています。」

手術を担当した主治医は、統合医療に協力的かどうかは分からなかったが、かなり詳細な経過概要、手術内容、抗がん剤点滴のスケジュール等の資料を私に送ってくれた。

BTA、LBAの検査では、予想通り体のコンディションはかなり悪かったが、それに合わせて、ビタミンとミネラルを補充し、抗酸化物質を投与した。さらに、がん症状緩和療法、インディアンティー＋薬用ハーブ、免疫増強用のキノコ製剤を処方した。また、抗がん剤治療のスケジュールに合わせて、その作用を妨げることなく副作用だけを和らげてくれるビタミン・ミネラルの投与も組み立てた。ヒーリングタッチも行なった。もちろん、食生活のプログラムは厳密に実行してもらった。

幸いにして彼女の周りには、ぬか風呂で温熱療法をしてくれる人、水と食と健康を考えるクラブ、オーガニック野菜を売る八百屋、完全無添加のオーガニック・ベジタリアンメニューを作ってくれるレストランなど、様々な協力者がいた。

このようなサポートグループが、じつは病気治癒に欠かすことができない存在なのである。がんに限らず、いわゆる現代病でも、医者に任せっきりではなく、生活ベースから治していくのが大事なことであり、こうしたサポートグループの働きが重要となる。

たとえば、アトピー性皮膚炎には「子供のアトピーの会（代表・田口操さん）」がある。A・Hオプショナル治癒研究所でも、「癌・仲間の会」と「ヘルシー会」をサポートしている。

現在、手術後九ヵ月になるが、明るい表情に病気の面影はない。あと三ヵ月の命と宣言された人とはとても思えないほど元気だ。二回目に研究所を訪れたとき、ＬＢＡ検査の結果ではソマテッツの数がすばらしい程に増え、ＢＴＡの検査結果も良好だ。

彼女の場合、家族をはじめ、よき理解者、協力者に囲まれていたということが幸いした。しかし、最も大切なことは、本人が自ら意識転換をして「治癒のスイッチ」を入れたということである。

第三章

治癒の方法・最新医療と自然医療の融合

①栄養バランス療法

病気の治療には、次の三つの要素が重要である。

（a）自分の病気を知り、受け止め、納得したうえで、治りたいと思う気持ちを強める。

（b）体を生理学的、生化学的に理想の状態に戻して行くためのプロセス。

（c）疾患や症状そのものに対する直接の治療。

（a）だけで治る人もいるが、この三つがうまくかみ合うと、ものすごい効果が期待できる。とくに、（a）と（b）が準備段階として整ったところでタイミングよく（c）を施すと、奇跡とも思えるような結果も不可能なことではない。

栄養バランス療法は、この三つのなかでは（b）にあたる。それはまず水を良質なものに換えることから始まる。次に食生活や日常生活の注意点、呼吸法、本能を呼び覚ます瞑想やエクササイズなどが、患者の一人ひとりの状態に合わせてプログラムされる。

体に必要な栄養素（ビタミン、ミネラル、微量元素等々、日本では主に健康食品に分類されているが、使い方によっては薬以上の効果が得られる）や、酸化を中和する栄養素を取り入れながら、体全体のバランスを整える。

その結果、病気に対する抵抗力が強化され、本来持っている治癒能力が最大限に引き出されるようになる。さらに、体にとって害になる毒物の力を弱めたり除去する作用も期待できる。明らかな毒物はもちろんだが、なかには通常は安全だといわれていても、じわじわと体の防御システムを蝕んでしまうような物質もある。栄養バランス療法は、そうしたハザード（障害）を回避するプログラムでもある。

そういった意味では、栄養バランス療法は、病気を治すだけではなく、そもそも病気にならない体（治癒後は再発しない体）を造ってくれる方法であるともいうことができる。簡単にいえば、栄養学的にみて大幅にズレてしまっている現代の生活を、人間本来の状態に戻すということにほかならない。

ただし、それを実行し、維持していくためには本人の心の持ち方がきわめて重要である。医者がいくら最善の治癒プログラムを組んでも、本人に「自分の体は自分で守る」という強い自覚がないと、この方法は成功しない。それゆえ、医者の側でも、心理カウンセリングを同時に行なっていく必要がある。

②薬用ハーブ療法

一般にハーブというと、ハーブティーとか、料理の香りを引き立てるものというようなソフトな印象がある。

しかし欧米ではずっと昔から薬用として広く用いられてきた。種類も豊富で、実際に医療用として用いられてきたものだけでも二千五百種に及ぶ。アルコール抽出した液体・ティンクチャー（チンキ）から、種類によっては有効成分が安定するように錠剤にしてある物もある。すべて無農薬有機栽培でなければならない。

このように完全に自然の物である薬用ハーブは、がん細胞などの病気を攻撃するというより、体全体のバランスを整えて、結果として疾患や症状が改善していくというのが、主な作用である。

それに比べて化学合成した薬は、その病気や症状に対してあまりにも集中的に作用し過ぎるがために、かえって体全体のバランスを崩すなどの副作用が生じたりする。薬を切らしたとたんに、症状がまた出現したり、ということにもなりやすい。

効果のはっきりした化学薬品に比べ、薬用ハーブは用い方によって結果に大きな差が出てくる。それだけにハーブそのものに関する知識と、医学知識を兼ね備えた専門家が、患者の状態に合わせてひとつひとつ処方していくことが重要である。

薬用ハーブは、その組み合わせ方によってありとあらゆる疾患、症状に用いることができる。もちろん、がん治療にもきわめて有効な方法だ。

がん治療には、私はとくにインディアン薬用ハーブの効果に注目している。それはカナダのインディアンに古くから伝わる秘薬である。それに関して、私は『インディアン薬用ハーブでガンから生還』という小冊子を書いた。詳しくは同著を読んでいただきたい。

一口にハーブといっても、体全体のバランスをとるもの、免疫力を強くするもの、アレルギーや炎症を緩和させるもの、肝、腎、心、その他、体の臓器別に効果のあるものなど、組み合わせ方や使い方によって、いろんな効果がある。

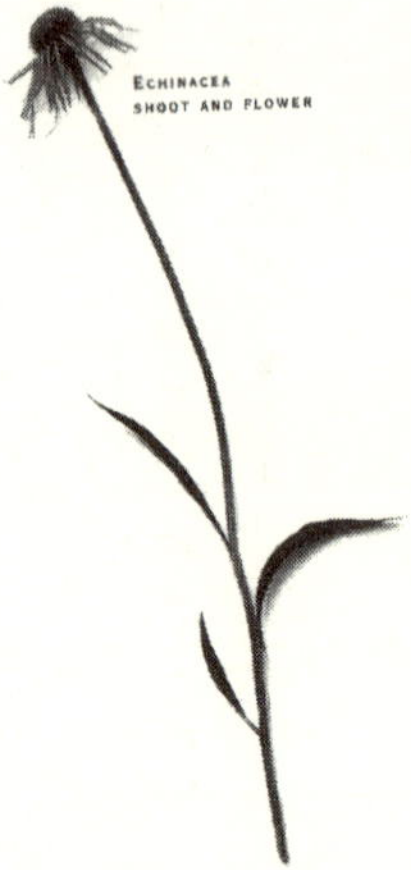

③がん症状緩和療法

がん細胞は、正常細胞に比べエネルギーの代謝系統（エネルギーの利用の仕方）が未熟で効率が悪い。正常細胞は糖質、タンパク質、脂肪を利用できるのに対し、がん細胞は主に糖質のみをエネルギー源として用いている。またがん細胞が糖質を利用する場合は、正常細胞のように酸素を使って効率よくエネルギー化するのではなく、酸素を使わない、いわゆる「発酵」という代謝の仕方をする。

通常の「酸素を使った代謝経路」のほうが「発酵経路」に比べて、約十五倍以上もエネルギー効率がよい。つまり、がん細胞は正常細胞の十五倍ものエネルギー源を横取りして、浪費しながら、増殖していくのである。その結果、がん患者には著しい体力の消耗、食欲低下、全身倦怠等の症状が現れる。

がん症状緩和療法で使用するコンパウンドには、糖代謝の「発酵経路」中のある酵素を阻害することで、がんがエネルギーを得られないようにしてしまう働きがある。

正常細胞のほうは、糖の他、タンパク質や脂肪をも利用することができるので問題はない。ようするにこのコンパウンドは、がんを兵糧攻めにするための薬である。

実際、これを使うことでがんの増殖は抑えられ、同時に体力の消耗や衰弱、食欲不振などのがん症状も緩和される。

④免疫増強療法

いわゆるワクチン療法のことで、日本では「丸山ワクチン」が有名だ。私が研修したバンクーバーのクリニックでは、肺炎を起こす可能性のある数種類の細菌を無毒化処理したワクチンを用いていた。

ワクチンが皮内（または皮下）注射されると、その菌が体に侵入したという情報が免疫系統に伝えられ、免疫系統はこの菌を排除する為に励起され、その機能が高まる。より具体的には、白血球の遊走能（やっつける目的の細胞や菌に向かって移動する力）や呑食能（その敵を食べて殺す力）が強くなり、さらに免疫系を活発にするインターフェロンの分泌が増加するのだ。

この励起した免疫能が、がん細胞をやっつけるパワーにつながるのである。いわばFalse Alarm（誤報、間違い警報）であるが、結果的に、それによって免疫能が高まり、実際にがんを抑えつける力が強くなる。

ワクチンの注射は免疫能が励起するまで（注射部の皮膚反応が十分になるまで）数回行なわれる。

このワクチン療法と合わせて、私は免疫増強療法の一環として、β―グルカンを豊富に含むキノコ類を使う。β―グルカンはビタミンCに似た構造をしており、熱や酸にきわめて強く、安定している。白血球、とくにＮＫ細胞に取り込まれると、これらの細胞の呑食能（細菌やがん細胞を捕らえる力）や殺傷能を強くし、さらに細胞自身をも守る働きがある。今はこのキノコの菌糸体を培養して、そのエキスを製剤にしたものがあるので、使いやすくなっている。

⑤ホメオパシー療法

日本には古来より「毒を持って毒を制す」という言葉がある。ホメオパシーの考え方はそれにとても似ている。

もちろん毒性の強いものをそのまま体内に入れれば、中毒症状を起こしてしまうのは、いうまでもない。しかし、もし毒素を抜いた「毒の情報」だけを体内に取り込むことができるとしたらどうだろう。直ちに体の防御システムに警告が促され、もし本当にその毒が体内に潜んでいるなら、すぐに体外に排除されるというわけだ。

このような理想的な治療法がホメオパシーである。

毒素となる（あるいは、なり得る）物質を、ある特別な方法で、成分としては検出し得ないほどにまで薄めていく。しかし、その「情報」はまだ液体中に残っている。この液体こそ、ホメオパシーの治療薬である。

その、「毒性はないが、毒の情報だけをもった液体」によって、免疫系は戦闘体制を整えることができるのである。

このホメオパシーを治療に用いる場合、どの毒素がその患者にとって問題なのかを調べることが重要だ。その答えは、慎重な問診と診察の末に得ることができるが、現在では、それに加えて、ＢＥＳＴ検査（第２章参照）が大きな成果をあげている。

⑥メディカルアロマセラピー

香りを楽しんだり、リラクゼーションを目的としたアロマセラピーは、かなり一般的にも行なわれるようになってきた。

メディカルアロマセラピーは、もっと薬に近い感覚で、専門家によって現実的な症状の治療に用いられる方法だ。

最も頻繁に行なわれるのは、オーガニックオイルをベースに、三~四種類の花のエッセンス（フラワー・エッセンシャルオイル）を症状に応じて組み合わせて溶かし、手首、首筋、頭などに塗布するという方法である。

アロマセラピーが注目されるようになって、人工のフラワー・エッセンシャルオイルも出回るようになった。一見、専門家でも本物と区別がつかないほどよくできてはいるが、その治療効果となると雲泥の差がある。実際に使ってみるとそれがよく分かる。人間の体は、本物か偽者かを敏感に感知しているのだ。

⑦EDTAキレイション療法

もともとはがんの治療法ではないが、近年増え続ける脳や心臓の血管病変（脳卒中、心筋梗塞、狭心症など）に対してきわめて有効な方法である。

キレイション(Chelation)療法は、体内から有害物や老廃物をキレイト（吸着）して取り除く治療法である（Chelationの「Chele」は、ギリシャ語で「爪でつかむ」の意）。心臓の冠状血管バイパス術や血管形成術の代替療法のひとつで、手術に比べて費用が安く、簡単でしかも安全だ。

キレイト剤のEDTA（Ethylenediaminetetraacetic Acid）は、アミノ酸類似の分子構造をしており、ゆっくりと静脈内投与をすることで、血管壁に付着するカルシウム、鉄、銅、鉛などを吸着し、腎臓に運んで排泄させるように働く。血管壁に鉄や銅が余分に存在していると、酸素と反応して活性酸素が発生し、炎症を生み出し、動脈硬化が進行してしまうことになるのだ。

もともとキレイト療法は鉛中毒を治療するために用いられていた。それが一九五六年、医師ノーマン・クラークが鉛中毒患者にこの療法を施したところ、持病である狭心症までも改善されたことが判明した。それ以降、動脈硬化による疾患（狭心症、心筋梗塞、血栓性動脈炎、脳梗塞などの脳血管障害、その他）の治療法としても注目されるようになってきた。

私が留学していたバンクーバーの自然療法クリニックでは、ＥＤＴＡキレイション療法が盛んに行なわれていた。心電図の改善、症状の消失、動脈拍動波測定機による動脈血流量の改善など、その画期的な効果を私は目の当たりにしてきた。

⑧714X療法

「714X」はカナダの生理学者ネサン博士（ソマトスコープの開発者でもある）によって作られた注射液である。

ネサン博士によれば、がん細胞（またはがん組織）は、CKF（Co carcinogenic K Factor）という物質を作り出し、免疫系のがん細胞を発見する監視機能を妨害するという。

ところが、がん細胞に窒素を与えることで、このCKFの産生は低下または止まり、免疫系がより的確にがん細胞を見つけ破壊しやすくなるということが分かった。

そこで、樟脳（しょうのう）ケトンとミネラルと窒素を豊富に含む注射液を作り、リンパ管またはリンパ節から直接体内に取り込ませることで、免疫機能を強化させようというのが、この714X療法である。

動物実験では、骨肉種と乳がんの治療に明らかな効果があった。人間の場合は、がんが小さくなるとともに、がんの悪液質によって体重が著しく低下したり、食欲が極度に低下した場合の症状も改善されるということが分かっている。

714Xを規定量、ソケイ部（足の付け根あたり）のリンパ組織に向けて一日一回、連続二十一日間注射する。注射時のチクチクする感じがある以外、副作用はない。

ネサン博士の臨床検討例によれば、とくにメラノーマ（皮膚がんの一種）、リンパ腫、骨肉腫等のがん治療に有効であるという。

⑨ⅠⅤ療法

ⅠⅤとはintra-venous、つまり静脈注射、点滴のことである。点滴は、一般に口から十分に取り入れることのできない栄養素や水分を補給するために行なわれる。がん治療のための点滴といっても、抗がん剤を使うわけではない。

点滴は直接静脈内に注入されるので、吸収も早い。がんの進行状態によっては、点滴を行なわないと時間的に間に合わない場合が少なくない。

午前中に一般の病院で抗がん剤の治療を受け、午後には、その抗がん剤の副作用から回復するため、あるいは免疫力を増強させるために点滴を行なう、というように補助的に用いられることが多いが、直接がんを治療するための特別メニューもある。もちろん、自然療法の理論に基づいたもので、ただがんを攻撃するだけのいわゆる抗がん剤ではない。副作用もはるかに少ない。

⑩その他の代替医療法各種

これまで紹介した医療法の他に、漢方療法も取り入れているが、内容が広範囲にわたるので本書では割愛した。

さらに、代替医療の現場では、今現在も全世界でいろんな方法が試みられ、次々と新しい報告がされているが、そうした情報を常に注目しながら、安全性や有効性を確認したうえで、積極的に導入していきたいと考えている。

【コラム】治癒の証明・難病から生還した人たち③

◆潰瘍性大腸炎（Kさん・20歳・男性）

当時Kさんは二十歳で大学生だった。若さを過信して不規則な生活を続けていた。風邪がなかなか治らず、やがて下痢が始まり、さらにそれが止まらなくなり、とうとう激しい腹痛と血便が続くようになって入院。潰瘍性大腸炎という診断だった。

食止めとステロイド療法でいったんは病状が軽くなって退院した。しかし、相変わらずの生活で、同じ症状を繰り返した。彼の母親は食事療法からまじめに取り組みたいと考えて、本人と共に私の研究所を訪ねて来た。

じっくりと話していくうちに、Kさんは、食事や生活管理をまじめにやると決心してくれた。食餌療法、酸化状態を中和するビタミン、炎症を緩和するハーブを処方。この三者の組み合わせを徹底して実践してもらった。

いわゆる現代病は、このような治療法がじつによく効を奏す。ただし患者本人が食事制限のひとつひとつの意味（科学的根拠とその必要性）をよく理解したうえで、それを真剣に実践することが大切である。

そういった意味では、このケースの場合、あまり人の言うことを聞かずについ無茶をしがちな若者を、理論的に説得し心から納得させることが、最大の治療ポイントであった。

※ Kさんは、たまたまがんではなかったが、あのまま放っておいたら、ほぼ確実に大腸がんになっていたと思われる。がんの治癒例は他にもたくさんあるが、「病気を治すには患者本人の意識が重要である」というA・Hオプショナル治癒研究所の方針を知っていただくために、あえてここでKさんの例を紹介した。

第四章　がんの正体を知る

高度成長期を境にして、がんをはじめ、潰瘍性大腸炎、顆粒性小腸大腸炎（クローン病）、その他アトピー、生活習慣病などが急激に増加してきた。アメリカでは逆に潰瘍性大腸炎やクローン病が減り、人口比では日本がそれを追い越してしまった。

大雑把にいえば、生活習慣とくに食習慣の欧米化が原因だが、より具体的かつ正確にいえば、糖質と脂質（とくにω—6の脂肪酸）の摂り過ぎなのである。

糖質と脂質、そしてタンパクの摂り過ぎがそれぞれどのように我々の体を弱らしているのかを説明しよう。

●ショ糖・がん細胞の栄養源

糖、とくに人工的に精製されたショ糖は、体内に入ると血糖値を急激に上昇させる。その結果インスリンの多量分泌が起こり、それによって今度は逆に低血糖状態になる。

そしてまた甘いものが欲しくなる、という悪循環が繰り返される。

また、NK細胞をはじめとする白血球がビタミンCの代わりにショ糖を取り込み（ショ糖とビタミンCは構造式がよく似ている）、それによって白血球の能力（免疫力）も低下してしまう。

ショ糖はがん細胞にとって格好の栄養源になっているといっても過言ではない。また、多量に分泌されたインスリンは、がんにとっては「成長ホルモン」になってしまうのだ。

●脂質・毒物の貯蔵袋

環境ホルモンや重金属、残留農薬などといった毒物は、主に魚や肉類などの脂質のなかに蓄積される。工場などから排出された重金属類はやがて海に溶け込み、それはプランクトンや魚たちの体内に取り込まれる。それをまた、より大きな魚が食べる。

残留農薬や化学肥料のなかで育った草を家畜が食べ、さらに早く大きく、そして柔らかく育てるために成長ホルモンや女性ホルモン等が多量に注射される。それによって家畜たちの病気に対する抵抗力も弱まるが、それを抗生剤注入でなんとか「商品」になるまでもたせている。

食物連鎖のプロセスのなかで、動物たちの体内に入った毒物は彼らの脂質のなかにより濃縮される形で蓄積されていくことになる。非水溶性なので自然のままでは決して排泄されることはない。そして最終的にそれは、食物連鎖の頂上にいる人間の体内に入ってくることになる。

最近の調査では、ほとんどすべての母親の母乳から微量ではあるがダイオキシンが検出されている。乳腺は脂肪に富むのだ。その母乳に含まれる脂質を通して、毒物はまた子供たちの体に入っていくことになる。

この「悪魔のサイクル」を避けるためには、まず脂質を摂り過ぎないこと、そして入ってきた毒物をなんとか排出させることである。適度な運動による発汗や、ホメオパシーなどは、脂溶性の毒物を排泄するのには有効な方法だ。また、ある種のハーブにもその力がある。

●タンパク質・がん細胞の隠れミノ

タンパク質は人体に必要な栄養素ではあるが、それも過剰に摂り過ぎると、様々な弊害を引き起こす。

まず余分なタンパク質を分解するために胆汁酸が多量に分泌され、それが腸内細菌によって発がん性のある二次胆汁酸に分解産生される。

また消化酵素の不足により分解しきれなかったタンパク質が血中に吸収されると、免疫系がそれを敵とみなして攻撃、免疫複合産物を形成する。それががん細胞を覆い隠してしまうので、免疫系のチェックから逃れやすくなってしまうのだ。

●カニのように硬くタコのように足を広げたもの

がんは英語では「CANCER（キャンサー）」というが、もともとキャンサーはラテン語で、カニという意味である。

昔の医師たちは、病死した遺体を解剖したところ、そのお腹のなかに、カニのように硬くタコのように足を広げた得体の知れないものを見たのだろう。タコの足のように広がったものはがんの浸潤という恐ろしい状態である。

本来、れっきとした臓器や組織になるはずだったものが、コントロールを失って狂ったように増殖した細胞ががんである。周囲の結合組織を破壊しながら、がん細胞は、最終的には血管内に侵略して循環系に入り込む。その結果、体全体にがん細胞がばらまかれ、またあちらこちらで増殖をはじめ、転移巣を作る。

がん細胞はたいていの場合正常細胞よりも成長が速い。宿主の栄養素を先に食いつくし、しかも有毒物質をまきちらす。宿主が息絶えるまで、それは止まらない。

●胎児とがん細胞は同じメカニズムで成長する

細胞は、きちんとした信号があれば正常に育つ力が備わっている。我々の体は、もともとはひとつの受精卵から始まっている。そのたったひとつの細胞が分裂を繰り返して、すべての組織が形成されてきたのだ。約十ヵ月の妊娠期間の間に、ひとつの細胞が約三千グラムの複雑な組織に成長するのである。

この胎児の急激な成長は、じつはがんの成長とよく似ている。事実、胎児の急成長をコントロールしている遺伝子は、がんを急速に大きくさせる遺伝子（がん原遺伝子）と、とてもよく似ているのである。ただ胎児の場合は、分裂した細胞のどれがどの臓器や体のどのパーツになるかということが、遺伝子によってしっかりと制御されているので、ただの「ひとつの塊」にならずにすんでいるのだ。

がんを胎児の成長のように考えると、その成長を止める信号を与えればがんの増殖を抑えることができるはずだ。その信号がいわゆるがん抑制遺伝子（がん原遺伝子がそれ以上働かないようにコントロールする）である。

ひとつの細胞がふたつに分裂するのに要する時間をダブリング・タイム（Doubling Time）という。通常、がん細胞のダブリング・タイムは八十五日～二百日だが、細胞の種類や状況によって、それがたった八日であったり、逆に七百日もかかったりする場合もある。

臨床的に発見可能なのは、腫瘤が直径一cm以上になってからで、そのときこのなかには既に約数億個ものがん細胞があることになる。ダブリングの回数でいえば二十三代前後だ。

細胞が突然変異した初期の段階では、人体の免疫システムはその変種の細胞を発見しやすく、攻撃の的も絞りやすい状態にある。しかし、ある程度の大きさになってくると、がん細胞は自分自身を守るために様々な手段を講じ始める。たとえば、免疫機能のチェックに引っかからないようにするためのファクター（かくれみの）を、自ら作り出すのだ。

●がん危険因子に包囲されている現代人

がん原遺伝子は、生まれつき誰でも持っている。それが放射線や発がん物質などのきっかけによって活性化してがんになるのだが、その危険性は日常生活のなかにもたくさんある。

たとえば、誰もが家のなかは安全だと思っているけれど、実際には、宇宙から降ってくる宇宙線（放射線）に二十四時間さらされているのである。こんな微量の放射線でも、DNAは突然変異を起こしてしまうことがある。体が十分に健康なときは、その壊れたDNAの異変部を修理したり、変異した遺伝子がのさばらないように、免疫システムで防御することができる。

しかし、その変異の量が多かったり、他の外敵との闘いで免疫システムが手一杯のときは、修理や防御が追いつかなくなってしまう。理論上では、がん細胞が千個しかない場合、NK細胞をはじめとする免疫システムは難なくこれらを発見し破壊することができるが、十万～百万個を越えると、処理しきれなくなってしまうと考えられている。

恐ろしいことに、現代人はがんの危険因子に包囲されているといっても過言ではない状況に置かれている。強力なイオン化電磁場を産生する電子レンジや電化製品、電線。

強力な化学誘変異能をもつ農薬や食品添加物。また、ヘルペスウィルス、EBウィルス、肝炎ウィルスそしてパピローマ（乳頭腫）ウィルスなど、発がんに大きく関与するウィルスたちも、そこら中にうようよしている。これらのウイルスは、自己のDNA破片の一部を人体のDNAに組み込み、がん遺伝子そのものになったり、がん原遺伝子を活性化させたり、がん抑制遺伝子の働きを邪魔したりするのだ。

●環境汚染と体内環境汚染は連動している

フランスの生物学者ルイ・クラウド・ビンセント博士は、「治癒は強力な薬をもって得られるものではなく、むしろ患者の体内の生化学的状態を知り、その生体内環境を理想の状態にもっていくことによって達成されるのだ」と述べている。

一九五八年、ビンセント博士はフランス政府の要請により、なぜフランスのある特定の地域にだけがんの発生が多いのかということを調査した。その結果、精神状態や物理的なストレス、それに食生活や日常生活などから構成される体外環境と、血液や細胞などの体内環境が密接な関係にあり、連動して変化していることに気付いたのである。また、水の品質ががんの発生に大きく関与することも分かったという。

生物学的環境というのは、細胞レベルでの健康状態を意味している。また、細胞の他に体内に存在する微生物の生活環境をも含める場合もある。もちろん、この微生物というのは、人体によい働きをするものもあれば、悪影響を及ぼすものもある。そして細菌、真菌、ウィルスなども、その種類によってそれぞれ増殖するのに適した環境が異なるのである。

ウィルスはアルカリ性よりの状態を好み、真菌（カビ）は酸性よりの状態を好む。細菌は様々な体液のコンディションのもとで増殖することができるが、糖分が高い状態にあると、増殖がより促進される。食べた物のなかに毒素となる成分が多いと、細胞の内部ではそれを処理しようとして酸が多量に産生される。じつはこの状態が、ほかならぬがん細胞と真菌の好む環境なのである。がん細胞は酸性の細胞内環境を好み、比較的強い酸性状態にも耐えられるのだ。

このとき体液および血液は細胞内の酸度を中和するためにアルカリ性に傾くように反応する。その状態でまた毒性の強い食品添加物などが入ってくると、再び酸が産生される。その過程で、体のなかは酸性とアルカリ性の急激な変動というストレスにさらされるのだ。

●姿を現す前のがんを捕らえる

アメリカ国立健康管理局（NIH, National Institute of Health）のDr.キャンディスは、ストレスと免疫機能の相関関係を次のように述べている。

「ストレスは脳に働きかけてある種の神経ホルモンを多量に分泌させ、これにより免疫システムを抑制してしまう。がん患者の生活ぶりを詳細に調べていくと、ほとんどの場合、がんに至るきっかけとなったストレスが見つかるものだ。」

がんは早期発見が大切ということがいわれるが、より確実なのは、臨床的に発見される前の段階で処置することであるのはいうまでもない。第二章で紹介したＡ・Ｈオプショナル治癒研究所の検査システムは、体全体のバランスの崩れを検出し、未病段階にあるがんの可能性をも科学的に察知することができる。

世界中でがんの研究が進み、医療技術も高度に発達したにも関わらず、がんによる死亡率は年々増加する一方である。月や火星に着陸し、一般人の宇宙旅行さえ企画される時代でありながら、最も身近なはずの自分自身の体、遺伝子さえコントロールできていないのだ。

第一章で述べたように、これまで西洋医学は手術、抗がん剤、放射線の三つの武器で、ひたすらがん細胞を破壊することを主なテーマとしてきた。

一方、医学的には根拠がないと思われていた民間療法のなかにも、じつは有効ながん治療法があったということが次第に認められてきている。

患者の健康と生命に責任をもつべき我々医者は、これまでの自分の立場や先入観にとらわれずに、今がんの周辺で何が起こっているのかという現実をしっかりと見極める必要があると思う。

第五章　出合い・オプションの引き出しを求めて

「お宅の弟さん、高い薬を売って儲けてるンですって？」

――内科医である姉は、大学病院の同僚の医者に唐突にそう言われた。

「うちの弟は絶対にそんなことはしません！」

――姉貴はきっぱりとこう反論してくれた。

私が統合医療を始めたことで、家族や関係者にも、あれこれ迷惑がかかっている。たしかに健康補助食品は値段が高い。しかしそれは保険が適用されないからである。もし現行の保険診療がなくなって、医療費がすべて自費になったら、今病院で検査したり、薬をもらったりしている費用は、じつに三～五倍くらいになってしまうだろう。

薬がいかに高価であるかということを分かってほしい――。

●手術の侵襲

一九九四年、春。私は生まれて初めて、敷かれたレールからはみ出そうとしていた。

当時、大学の消化器・一般外科の医局に所属していた私は、臨床医として忙しい生活をおくるかたわら、学界で最先端のトピックスであった接着分子（免疫細胞の活動と関係の深い細胞表面分子）に注目し、手術侵襲とがんの血行性転移について研究していた。そのテーマはやがて私の博士論文となり、同時に将来を左右する起点ともなったのである。

実験用のマウスに全身麻酔をかけて開腹。腸管をすっかり腹の外に引きずり出し、生理食塩水でぬらしたガーゼでくるむ。そのまま腹部を縫合して、尻尾の静脈からメラノーマという皮膚がんの細胞を注入、人工的に肺にがん転移巣が形成されるモデルを作った。

その実験によって、手術侵襲が大きいほどがんの肺転移も増えるということが証明された。またそこにはTNFというサイトカイン（免疫作用や細胞の増殖、分化の調節に関わるたんぱく質）が関連しているということも分かった。ようするに、手術それ自体にも「副作用」があるのである。

くれぐれも強調しておきたいが、この研究は「転移のメカニズム」を解析したものであり、「手術の副作用」を証明するのが目的ではない。私は手術を全面的に否定しているわけではなく、患者の状態によっては手術はとても有効な手段でもあると考えている。

しかし、あまり必要性もなく、とりあえず確認のために「開けてみる」というようなやり方は、患者にとって必ずしも良い結果を及ぼさないということだ。「切っても縫合すれば元に戻る」という考えは明らかに間違っているといわざるを得ない。

その頃から、私のなかで考え方の異変が起き始めていた。

手術、抗がん剤、放射線に代表される西洋医学的なアプローチだけでは、がんは治らないのではないだろうか。またがんをはじめ、様々な病気の発生条件が生活環境に大きく依存しているならば、医者は、ただ「患部を切り取る」とか、ガンを破壊するだけではなく、病気になる前の未病の段階からもっと積極的に生活の指導をしたほうがいいのではないか。実際、せっかくがん治療を終えて退院しても、心の持ち方や食事など生活全般が変わらなければ、再発するリスクは非常に高いのである。

一方、あまりにもがんが進行し過ぎた末期患者には、ただ延命するだけではなく、その人の人生を豊かにできる何か他のアプローチはないのだろうか。そして、治療にももっと別の「切り口」があるのではないか。そんなようなことが日々悶々と私の頭のなかで渦巻いていたのである。

●私を恨んで逝ったがん患者

卒業後しばらくは外科医として医療活動を行なうことになるのだが、そこには通常の医療ではどうしようもない状態にある患者も訪れる。そんなとき、自分の力のなさ、そしてこれまで学んできたことの限界を感じることもしばしばだった。重い病気を抱えた患者に寄り添う家族の人たちの目がことさらつらい。

「今の医療技術では手の施しようがありません」――そう言いそうになって言葉を飲み込んだ。本当にそうだろうか。本当に何も手立てはないのか。患者の命に責任を持つべき医者がそんなことを言っていいのだろうか――。

職人のKさんは直腸進行がんだった。とにかく仕事一筋、誠実そのものの人である。本人にはがんであることを隠し、直腸潰瘍による直腸の狭窄で手術の必要があると話していた。がんはかなり肛門に近かったが、人工肛門だけは避けたいという本人の気持ちをくんで、機械を使った吻合で何とか肛門の機能を保てるように手術を行なった。手術は成功し、しばらく抗がん剤を投与した後、なんとか退院までこぎついた。

しかし退院後Kさんは以前とまったく同じ生活を繰り返した。また「仕事一筋」に一生懸命働いたわけである。私のほうは、いつがんが再発するのか内心びくびくしていた。

案の定、三ヵ月後にまた便が出なくなった。指を入れてみると、ゴツゴツとした狭窄がある。CT検査でも骨盤のなかに腫瘤の影を認めた。がんの再発だ。私は医者として、次のような失敗をしたことを悔やんだ。

・やはり人工肛門にすべきだった。
・退院後の食事や生活の指導をしていなかった。
・本人にがんの告知をしていないので、「がんになった意味」を話せなかった。ゆえに心のケアーはまったくされていなかった。

とくに生活指導と心のケアは、がん治療を行なううえでは、がんを切り取ること以上にきわめて重要なポイントである。しかし、その頃の私は、まだそれを知る由もなかった。

再入院となった。肛門から便が出し難いのなら、今からでも人工肛門を作って、なんとか便が出るようにしたい。

なるべく切開部を小さくし、腸だけを引き出すかたちで人工肛門造設手術を行なった。手術は問題なく終了した。しかし、便は出ない。すでにがん性腹膜炎で、腹腔内のあちらこちらにがんが細かく転移していたのだ。人工肛門は開通しているが、腸管の蠕動が弱いために、便を運び出せないのである。

がんが再発している部分に対して、抗がん剤、放射線骨盤照射を行なった。効果なし。副作用ばかりだった。もう何もできない。あとはモルヒネで疼痛を緩和していくだけだった。

モルヒネによる鎮痛は、幻覚を生むことがある。幻覚によって意識の奥底に潜む何かが増強、アレンジされ、表に出てくる。私が部屋に入るなり、Kさんは逃げるようにベッドの隅にねじり退き、恐怖に震えながら、こう言った。

「何しに来た。おれを殺しにきたんだろ。もう実験は止めてくれ！」

もう、どう説明しても、分かってくれない。Kさんは最後まで私を恨んで亡くなって行ったと思う。入院から外来通院を通して、あれほどまじめにがんばっていたKさんに、結局はつらく苦しい思いばかりさせてしまった。

こんな思いをして亡くなっていく患者さんが、今この瞬間にもたくさんいるのではないかと思うと、早くなんとかしなければという思いが込み上げてくる。

●転機・代替医療の実践者たち

転機が訪れたのはちょうどその頃のことである。今思えば、いろんな不思議な出会いや偶然が重なって、我知らずのうちに自然療法の道に引っ張られていったような気がする。

そのころ日本では「ホリスティック医学」という考え方が芽生えていて、その考え方を推進している団体もいくつか存在していた。私もそうした団体の会員のひとりとしてセミナー等に参加していた。

ホリスティック医学とは、人間を部品の集合体としてではなく、精神と肉体を持つひとつの生命体としてより総合的に把握し、治療しようとする考え方である。

そこからの情報で代替医療（自然療法など、西洋医学的な通常療法以外の医療）をテーマにしたがん治療の国際会議が日本で開催されるということを聞いた。案内のブログラムを見ると、様々な分野の研究者や実際に代替医療を施している医師たちが世界中から集まり、最新の成果を発表するということだった。

そこは私がそれまで少し蔑んだ目で見ていた世界だった。わけの分からない薬草や古代の「秘薬」たちがあちらこちらに展示してある。まやかし、ウソ、非科学的、金儲け、などなど。とにかく自社商品を万能のごとく褒め称えるし、西洋医学に関しては一方的に非難するだけのところも少なくない。とてもついていけないと思った。

（ちょっと待って。その効果を主張するだけの科学的根拠はどこにあるのですか？）

――そうは思ってみても、なにしろ私のほうには反論するだけの知識がなかった。

ただ、「サメの軟骨」の効果については、血管新生と腫瘍形成の話など、一応話の内容は科学的な感じがして、「試してみる価値はありそうだ」と思った。確かに血管新生を抑制できたら、がんが広がるのをかなり抑え込むことができるはずだ。しかし転移先が肝臓のように血管に富む場合はどうなるのか。脳腫瘍や脳転移のような場合にはどうか。ＢＢＢ（Blood Brain Barrier　脳組織と血液をがっちりと隔てているバリア）をサメ軟骨の有効成分が通過して薬効を示すことができるのだろうか……。

こうした代替医療で用いられるサプリメント類はデータを取るのが非常に難しい。なぜならば、

・単独ではなく多種類同時に用いられることが多い。

・心理状態や、食生活、日常生活など、他の要因で実験結果が大きく左右される。

・動物実験ではなく、いきなり臨床治験にならざるを得ないので、実験をコントロールしにくい。

・正確な統計処理に必要なサンプル数や母集団を準備するためには莫大な時間と費用がかかる。が、サプリメント等を販売する会社のほとんどが中小企業なのでそのコストを支払えない。

科学的なデータはもちろん大切だ。しかし、血液検査の数値や腫瘍のサイズよりも、ほかにもっと大切なことがあるのではないか。会議に参加するなかで、私のなかにそんな思いが芽生えつつあった。実際、そうした「テストの点数」よりも、むしろその人の心と体の生活レベルいわゆるＱＯＬ（Quality Of Life）のほうが、本人や家族にとっては、はるかに重要なことなのだ。

ＱＯＬについて質問形式でデータを集めれば、かなりの傾向が分かってくるはずだ。これこそ医者がもっともっと重視すべき科学的なデータではないだろうか。もちろんそのうえで、細かな「テストの点数」も改善されていれば、これに越したことはない。

●余命宣告と心のケアについて

それにしても治療家たちは、この日本でどのようにして代替・統合医療を実践しているのであろうか。

友人の医者が、代替医療を積極的に取り入れているS病院外科部長のH先生を紹介してくれた。友人がいうには、「ちょっと変わっているが、患者のことをとても親身になって考え、治療している先生」だそうだ。大学病院での新人ドクターのオリエンテーションのとき、他の先生は医者としての意識や倫理について話したが、H先生は歯ブラシを持参して正しい歯の磨き方を教えたという。私には次のようにアドバイスをしてくれた。

「医者としての責任をきちんと果たしたほうがいい。医者には医者にしかできないことがある。それを果たすことが医者の役目だ。統合医療を進めるうちに仮に最終的に外科医という立場から離れたとしても、医者にしかできないことをしなければならない。たとえば、単なる気功師になったりしないように。」

H先生は、心のケアをきちんとしていくことを考え方の基本にし、そこから気功、漢方その他の代替医療法を西洋医学と合わせて行なっていくというスタンスだ。H先生に勧められ、心に関する本を読みあさった。病気になった人、あるいは病気になりやすい人は、ほとんどの場合、心にトラウマをもっていて、それを心の扉の奥に閉ざしているのだという。

たしかに病気の持つ意味、なぜ自分がその病気にならざるを得なかったのか、それを納得することからも治癒のスイッチが入るものだ。さらに、病気の先にある死を恐れずに真っすぐに見つめ、それを受容することで、心が穏やかになり、それをきっかけとして治癒力が引き出されるということもある。がんの告知をするときなど、医者がこうした哲学を持っているかどうかで患者の心理状態は大きく左右されることになる。

最近、インフォームド・コンセント（告知に基づく同意）が盛んに取り沙汰され、それと共にがん告知時の余命宣告が当たり前のようになりつつある。いうまでもなく医者と患者で病気に対する理解を共有することは、治療を進めるうえでとても大切なことではある。が、しかし、そういった宣告をする医者が心のケアについて十分に分かっていない場合は、患者の心をかえって死の方向へと呪縛してしまう危険性が高い。

たとえば、「あなたの命はあと六ヵ月です」と不用意に話してしまうと、患者はその期日に合わせるがごとくに亡くなってしまうことが多い。余命というのは、病気のステージに基づいて統計学的には95％の患者が亡くなる、という計算データである。なんの説明も、希望も、フォローもなく、ただその数値だけをむき出しにしていってしまうと、患者には強い暗示のように働いてしまうのだ。それほど医者の言葉は強力で、それを受ける患者は無防備なのである。

しかし実際は、本人の努力、周囲の協力、そして良い治療法に出合うことで、余命もＱＯＬもまったく違ったものになるのである。

Mさんは強い黄疸と浮腫で緊急入院して来た。肝臓に無数の転移巣（胆管細胞がん由来）があった。

自分の病状は、家族の希望で知らされていなかった。「自分の体が変だ」と気づいているのに、周りは何かをしきりに隠している。そんな思いが体の痛みやむくみとあいまって、Mさんの情緒は「怒り」に変わっていた。そして、治療に対して、非協力的になった。

私はその「怒りの波動」を少しでも緩和したくて、エンヤ（アイルランドの人気歌手。コーラスとピアノが美しい）のCDを個室の部屋に絶え間なく流してもらった。

少しずつ顔が穏やかになってきた。痛みを訴えることは少なくなり、すべてを受け入れた人に共通するとても温和な表情を浮かべていた。二人っきりになったとき、彼女は私にこう聞いた。

「私、もうすぐ神様に召されるのでしょうか?」(Mさんはクリスチャンだった)

「それは、神様だけが知っていることです。」

「そうですね。ありがたいことです。」

そういって、静かに微笑んでいた。その二日後に他界。安らかに目を閉じていた——。

Sさんは再発の末期がんであることを告知した最初の患者だった。

サメの軟骨(粉末)を勧めた。放射線による骨盤内再発病巣の治療も行なった。生まれ故郷が秋田で、そこで温泉治療(岩盤から強い地磁気が出ているとのこと)をしたいという。外出OKとした。はらをわって、ありったけのことをみな話した。

しかしそれでこの人を救えるというような自信はまったくなかった。自己嫌悪の日々。

今の自分にはオプションの引き出しがぜんぜん足りない――。

「先生、ありのまま話してくれて、助かったよ。生きているうちにしなきゃならないことが、まだ山ほどあるからね」――Sさんがいってくれた言葉が、私にとって唯一の救いだった。

今から思えば、ただ単純にがんの特効薬や安易な「奇跡の治療法」の類を求めていたに過ぎなかった。自分がもし医者でなかったら世間の人は私の行為をどう見るのだろう。医師免許がなければ、自分はこの社会で何も通用しないのではないか。

十八歳から三十二歳まで、私は青春のほとんどの時期を、勉強と患者、そして病院のために費やしてきた。努力は誰にも負けないくらいしたと思う。成績は常に十番以内にいた。それこそ、ガールフレンドと遊ぶヒマがあったら、ひたすら勉強をしていたといってもいい。それほどまでに打ち込んできた道なのに、たったひとりの目の前の患者を救う自信がないなんて。私にその命運を託そうとする患者に希望を与えられないのなら、いったい何のための医療か。

そういう思いと同時に、「自分とは何だろう、どういう存在なんだろう」という疑問が頭から離れなくなった。自分の人生なのに、自分のために生きていないような気がしてならなかった。何かにただ縛られているような気がしてならなかった。

もう一度、原点に帰って自分を見つめ直さなければいけない。自分を知れば、自分の心のケアができる。自己発見の旅に出よう――。

●漢方修行

できる範囲から始めてみるしかない。まずは、西洋医学以外の治療法のなかでも比較的医学として体系立てられている漢方を学んでみようと思った。

漢方の古典に「傷寒論」という書物がある。熱性疾患の発症から治癒に至るプロセスのなかで体内環境がどのように変化するか、患者の状態に応じてどのような処方をすべきか、ということ等が詳しく記されている。現代中国医学の大家・C先生は、その難解な傷寒論をとても分かりやすく解説してくださった。

潰瘍性大腸炎の少年が来院したとき、傷寒論に基づいて黄蓮解毒湯を処方してみた。食事療法との相乗効果で、確かな効果があった。西洋医学とはまったく異なる体系を持つ治療法が存在し、それが現実的に大きな力を持っているということに、はっきりとした手ごたえを感じた。

余談になるが、その頃の私の髪の毛は、左右前方のそりこみと前頭部がかなり薄くなってしまっていた。半ばあきらめかけていた。もし若くして禿げてしまうくらいなら、いっそのことスキンヘッドにしてしまおうかとまで思っていた。

それが、そのころ知り合った「彼女（現在の愛妻）」から勧められて、シャンプー、リンス、ヘアートニックを、化学合成の添加物や合成保存料などを一切含まない物に替えてみた。効果テキメンであった。百％自然で無添加のものを使うことで、体も自然にそして正直に反応する。

アロマセラピーに使うフラワーエッセンシャルオイルもそうである。香りを嗅いだだけでは化学合成で作られた物と自然の物を区別するのは、専門家でさえも難しいという。しかし実際に症状が改善するかどうかとなると、その効果は雲泥の差、誰にでもはっきりと分かる。

体は、それが自分にとっていい物かどうかということを知っているのである。こうした実体験や不思議な出会いが重なり、自然療法への傾倒を加速させた。

●連動する体内環境と自然環境

還元主義という言葉がある。人間の行動や自然現象などのすべては、結局、遺伝子や原子の働き、要素に還元できるという考えだ。いうまでもなく近代科学はこの還元主義を土台としている。

これを栄養学に応用すれば、ある原材料から全成分を分解抽出して、それをそれぞれ体内に流し込めば、その原材料を食べたと同じことになる。単純な足し算の原理だ。確かに西洋医学的にはその答えは正解となるだろう。しかし実際、人間の体は、本来バランスよく配合されていたはずの栄養素をバラバラにして飲み込んだとして、それを元のまま食べたのと同じように吸収できるとは限らないのだ。

食べ物の持つエネルギーとは、単純に数量だけで計算できるものではない。1＋1が2になるとは限らないのである。ビタミンが不足しているからといって、やみくもに錠剤などでそれを補っても、期待したほどの効果は上がらないだろう。

しかし、自然のままの食物から摂取するのが難しい場合も少なくない。そうした場合は、できるだけ自然に近い状態のサプリメントを自然に近いバランスで摂取することが望ましい。たとえば、アロエベラのジュースやプルーンをペースト状にした健康食品などが、この例である。また、ハーブやビタミン、ミネラルを組み合わせるときは、通常の計算を超えたところのバランス感覚がとても重要になってくる。

私自身、無農薬有機栽培（オーガニック）の玄米や、添加物（色素、保存料、化学調味料、その他の化学もの）の一切入っていない食材を使うよう常に心がけている。

自然と野菜が増えて、肉が少なくなる。タンパク質摂取の中心は大豆と魚になった。あれほど飲んでいた（好きであると同じに、飲まずにはいられなかった）ウイスキーのオンザロックもやめて久しい。今は缶ビール半分で、もう満足である。とくにダイエットをしようと思ったわけではないが、体重が十キロ減って調子がよくなった。

最初の一週間は強い空腹感があったが、それを過ぎてからは体も慣れて、かえって楽になった。体が軽い。ヨガの体操も毎日続けた。体が柔軟になり、慢性的に悩まされていた腰痛も日毎に消えていった。

こうした生活を続けてみて、人間の体内環境にいいことは、自然環境にもいいということが分かった。体内環境と自然環境はどこかで必ずつながっているのだ。

●カナダへ

『癒す心、治る力』というベストセラーの本を読んだ。著者はアンドルー・ワイルというアメリカの医学博士。その画期的な方法論、病気や命に対する考え方、患者との接し方など、あらゆる面で強い感銘を受けた。

あるセミナーで、『癒す心、治る力』の翻訳をしたU氏の講演を聴いた。U氏はそのセミナーを主催している協会の理事でもある。その後、私はU氏にワイル博士の連絡先を聞いて、手紙を出そうと思った。するとその三日後に、U氏から連絡が来た。なんと、ワイル博士が急きょ来日することになったという。

サンタクロースのような人——それがワイル博士の第一印象である。ひげの風貌もそんな雰囲気だが、それだけではなく、表情からもそのやさしさと穏やかさが感じられる。

「アリゾナ州立大学に来て勉強しなさい」——ワイル博士は、自らが医学部副部長を務める大学に私を誘ってくださった。

その後、様々な経緯から、最終的にはアメリカではなくカナダで勉強することになった。

ゴールデンウィークを利用して、妻と一緒に住む所などの下見に行った。日本と比べるとカナダは湿度が低く、青空がとても美しく見えた。自分を見つめ直し、再出発するには絶好の環境——そう思った。

Fair Viewという所にきれいな高層コンドミニアムがあった。「こんな所に住めたらいいね」と妻と話していると、エントランスからひとりの東洋人が出てきた。妻は、きっと日本人に違いないといって、部屋の空き具合などを聞きに行った。妻の行動力にはいつも驚かされる。

妻の直感どおり、その男性は増田さん（私はチャックと呼んでいる）という日本人であった。自分の能力を再開発するため、会社を辞めてカレッジに留学しているのだという。立ち話がついつい深くなってしまい、食事を共にすることになった。地元の人しか知らないという、おいしいすし屋に連れて行ってくれた。その後、彼の部屋も見せてくれたが、その広さ、眺め、とくに夜景の美しさは圧倒的だった。

結局、住む所が決まらないまま、帰国の日になった。（実際、本格的に日本を発つ日になっても決まっていなかった）。荷物はとりあえずチャック宛てに船便で送り、一時預かってもらうことにした。

カナダでは、チャックをはじめいろんな人の協力があったが、最終的にはすべて自分たちで行動し、決定していかなければならない。新聞の住宅情報を調べて、良さそうな物件に電話をしてみるが、相手の表情や身振りが見えないので思ったほど英語が通じない。困った。しかし妻は、私ほど英語が得意ではないはずなのに、空き部屋の情報や間取り、コンディションなどのデータを聞き出し、しっかりとメモを取っている。そればかりか、なんと家賃を安くする交渉までしているではないか。たいしたもんだ。この人と一緒であれば、これから未知の領域に踏み込んでいろいろ困難なことがあったとしても、きっと乗り越えられるに違いない——そう思えた。

そうした妻の活躍のおかげで、とりあえず住む所は決まったが、それ以上に苦労したのが、本来の目的である統合医療の勉強ができる研究所を探すことだった。

●挫折と決意

代替医療の本場カナダ。希望に燃えてやっては来たが、一週間もしないうち、その考えが甘かったということにきづかされた。

今まで日本では、外科医として皆に「センセイ」と呼ばれ、収入もあって、それなりの暮らしをしていた。敷かれたレールに乗っていれば、大した横風を受けることもなかった。しかし、その医者という職業を脱ぎ捨てると、自分は空っぽになってしまうということを感じた。医者という最大のアイデンティティを失って、本当の自分とまともに向き合わされた。

カナダでは、何の実績もないただの一留学生である。誰も私のことなど知らない。日本では年上の人からもセンセイと呼ばれ、信頼され、頼られていたのに、ここではずっと年下の学生たちからもタメ口をきかれる。それでも、英語が完全ではないのでまともに反論できない。

とにかく早くどこか代替医療の研究所に潜り込まなければならない。私は焦っていた。とりあえず「Tsu-Chi Institute」という所に当たってみた。

「Tsu-Chi Institute」とはバンクーバー市立総合病院に発足した新しい科で、漢方薬や鍼灸を中心とした代替医療を研究するためのセクションである。それを市立病院で行なおうというのだから画期的である。さすがは代替医療先進国だ。しかし参加希望者が多く、私が研究員として入り込む余地はなかった。とりあえず籍だけは置かしてもらい、私の希望テーマに添うプロジェクトが発生したら連絡をくれるということになった。

しかし、それから二ヵ月後、事態は急変した。どうやら病院の倫理委員会にひっかかり、臨床治療を行なう可能性を失ったらしい。つまり、医学的に有用性が証明されていない治療法を患者さんに行なうのは医療倫理に反するということだ。

確かに理屈的にはそうだが、その有用性を証明すべく臨床データを取ろうとしている最中ではないか。代替医療先進国であるはずのカナダでさえこうなのか。不安や悲しさがこみ上げてくる。

私は自分の選んだ道にまだかなり迷っていた。代替医療を始めてはみたものの、その効果というものにまだ疑いの念がある。確かに効果はありそうだ。しかし私には科学的なデータや統計結果がバックにないと、患者に立ち向かうとき、やはり不安になってしまう。このままこの世界にどっぷりと入り込んでいいのだろうか。他の多くの医者たちが代替医療に期待をしつつ、それを自ら実行するに至らないでいるのは、こうした不安があるからだろう。

だったら実際にそれを行なっている所に行って、実際に自分の目で確かめればいい。自分で確信がもてるまで追求してみよう、そう思った。でもどこへ行けばいいのだろう?

Tsu Chi はもう閉鎖されかかっていた。

しかし、その後、数々の不思議な出合いがあった。そこで見たこと、聞いたこと、患者のために最善を尽くす医者たち、そして元気になって帰っていく患者たちの笑顔――そうしたすべての実体験を通して、私はこの道を行くように運命付けられている、そんな自覚が芽生えてきたのである。

●間近かに見た新しい医療方法

私は、バンクーバーやアメリカ各地の自然医療医のクリニックに、電話やファックス、電子メールなどで連絡を入れては見学させてもらうという、半ば「飛び込み」的勉強法を始めた。

自然医療を実践しているドクターJのクリニックには、ナチュラルサプリメント類が所狭しと並べられている。そして見たこともない測定機や治療機器。外来患者が和やかに歓談しながら点滴をしている。ビデオを見る人や互いに経験談や情報を交換する人。患者たちの自由な雰囲気は日本の病院とはまったく違う。

最初は一、二回の見学のつもりだったが、それがいつの間にか一ヵ月になり、一年になり、結局二年も居付くことになってしまった。その間、ハーブ療法、ビタミン療法、IV療法、キレイション療法、アロマセラピー、ホメオパシーなど、自然医療の具体的な成果をこの目で確かめ、その方法もしっかりと学ぶことができた。

はじめて訪れたときに目にとまった「見たこともない測定器」は、じつは第二章で紹介した暗視顕微鏡・ソマトスコープであった。

患者の指先より一滴の血液を採取し、それを油浸のレンズで見る。顕微鏡には特殊な部品とＣＣＤ（撮像チップ）が付けてあるので、生きた血液の様子が高倍率に拡大されテレビモニターに映し出される。これまで何度も見てきた赤血球や白血球、血小板の他に、今まで見たことのない小さな浮遊する小体が動きまわっている。その映像はとても衝撃的だった。ドクターＪはその小体が「ソマテッツ（第二章参照）」であることを教えてくれた。

私は診療室の横に付き、一日中立ちっぱなしで記録メモを取り続けた。ＢＴＡ（第二章参照）に出会ったのもこのときである。日本に帰ってから自分で使えるようにしたいと考え、助手のジェイソンやジュリエットに教わりながら、実際に操作してみた。操作法はすぐに習得できた。プリントアウトされるチャートの意味もマニュアルに書いてある。しかし、そのデータを基に具体的な治療法をどう導き出すかという肝心の所は、どこにも書いていていない。

ドクターJから盗むしかない。真剣に聞けば、親切に教えてはくれるが、何しろ忙しい人である。もちろん、こちらが積極的に聞かなかったら、まったく相手にされない。

ある日、ひとりの少女がクリニックを訪れた。ミトコンドリア筋ジストロフィー（人体で、主にエネルギー産生を行なっているミトコンドリアの機能が不全のため、とくに全身の筋肉に力が入らないで、徐々に筋肉が萎縮して行く病気）という難病を背負っていた。この子はイラン南部の生まれで、同じくイラン北部で生まれたもうひとりの女の子と共に、産後すぐカナダ人の家庭に養子にもらわれた。養子に入ってしばらくしてから難病にかかっていることが判明した。もうひとりの子はとくに問題はなく、健康であった。

ドクターJは、ハーブ、ビタミン、ミネラル、ホメオパシーを組み合わせ、バイオロジカルセラピーも行なった。また足関節や膝関節の異常は乗馬療法（子馬ポニーに乗ること）で治療した。

この少女にかかる治療費は、そのすべてが国から援助されるわけではない。かなりの部分を養父母が負担している。しかしその面倒の見方もじつに献身的で、実の親とまったく変わらない。そうした愛情も治療に

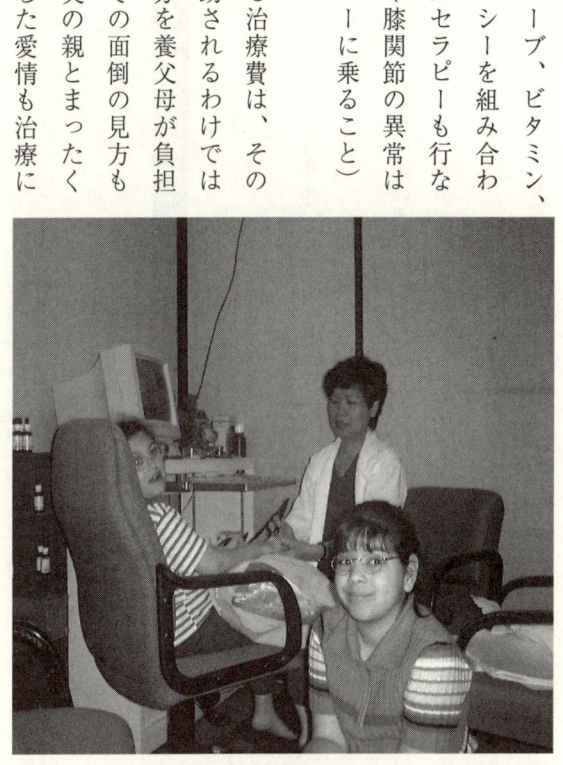

イランから来た二人の少女

は大きく影響する。一年くらいすると少女は、ゆっくりとではあるが自分で歩いたり身の回りのことができるようになった。

●西洋医学と自然医療の調和

ドクターJと共同で治療を行なうパートナーとしてドクターKがいる。ドクターKはLホスピタルという市立病院の化学療法科の部長である。分かりやすくいえば、抗がん剤を使ってがん治療をしている部署のチーフだ。西洋医学のひとつの極に立っているともいえるこのドクターは、自然医療のよき理解者でもあるのだ。

がんの種類や時期によっては、抗がん剤を使用した方がよい場合がある。白血病や悪性リンパ腫などがそうだ。しかし抗がん剤だけでは力不足であることが多い。また副作用で体調のコントロールがうまくできなくなったりする。それを補うのがドクターJの自然医療である。

たとえばある患者は、午前中はLホスピタルで抗がん剤治療を行ない、午後はドクターJのクリニックに行き、抗がん剤の治療効果を引き上げるための生物学的治療(Biological Treatment)と、体調を整えるためのセラピーが施されるという具合だ。

ドクターKとドクターJは、それぞれお互いの立場を尊重し合い、その実力を十分に認め合っている。私はそこで、西洋医学と自然医療が患者を救うために調和できるというひとつの実例を直接見ることができた。

ちなみにLホスピタルの化学療法科（日本でいえば市立病院外来の抗がん剤点滴部門）では、外来通院で抗がん剤の点滴を受けに大勢の人たちが通ってくる。比較的体調のいい患者はリクライニング・チェアに座ったまま点滴される。こうしたリクライニング・チェアが十台も放心円状に並んだ部屋がある。ここはペットの連れ込みが自由だ。

私が訪れたときは、犬が三匹とカゴに入ったオウムが一羽いた。

患者たちはこの部屋をクラブ・メッド（世界旅行クラブの「クラブ・メッド＝地中海クラブ」をもじって）と呼び、お互いに励まし合ったり、情報交換したりしている。もちろん、ひとりで静かにしていたい人はベッドで寝ていることもできる。みんな自分ががんであるということを知っているし、点滴をしているのが抗がん剤であることも知っているのに、この和やかな雰囲気はどうだろう。もう既にひとつの苦しみから抜け出たような笑顔をしている。がんの告知がうまくいっている実例である。

「メディカルドクター（通常医療の医師）が、どのように統合医療を行なっているのかが見たいなら、ドクターRに会ったらいい」――そんなアドバイスを受けた。

電話をしてみると、丁寧な口調で「ちょうどセミナーがあるから来てみませんか」と誘ってくれた。

センターを訪ねて行くと、ドクターRはさっそくナチュラルフードのレストランでランチをご馳走してくれた。食事しながら、日本の医療の現状と保険体制、自然医療と西洋医学の絡み合いなどについて話した。彼は、貴重かつ実際的なアドバイスをくれた。その言葉の端々に、やさしさと思いやり、そして現存の医療体制とぶつかり合いながらもここまでやってきただけの強さも、感じられた。「パイオニアは困難を耐え抜いて夢を成し遂げるものだ」と、実感した。

セミナーには十人ほどの患者とその家族たちが参加していた。スライドとＯＨＰを使ってスクリーンに映しながら四時間ほどの講義。概念的なことから具体的な治療法、日常生活での注意点、心の持ち方の大切さ

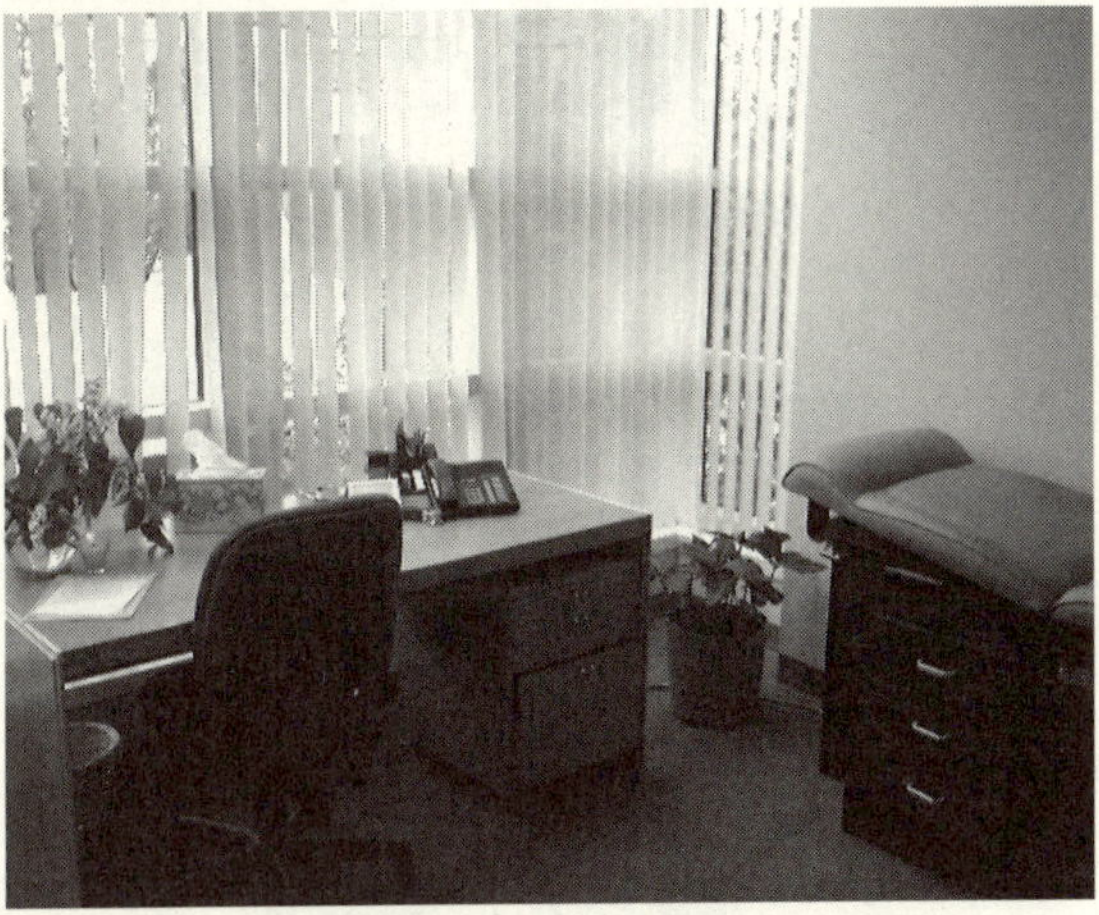

ドクターRの診察室

など、とても分かりやすく教えてくれた。

やはり、本人の心と生活が病気治癒のベースなのだ。これまで考えていたことが、改めて確認され、確信となった。私はドクターRに頼んで、毎週月曜日と金曜日に治療法などを見せてもらうことにした。結局、ここにも約二年間、おじゃましてしまった。

ひとつの統合医療の流れが見えてきた。ようやく私のなかでも何かが始まった——そう感じた。

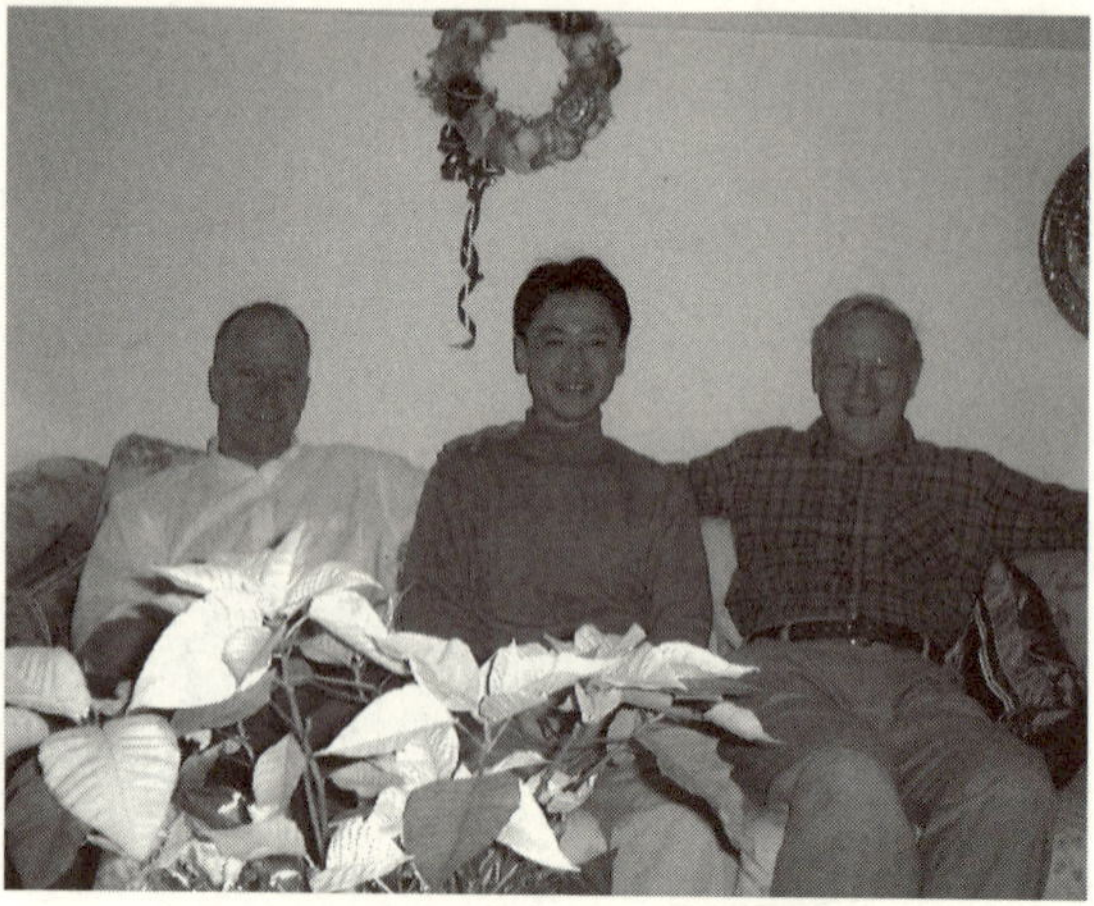

カナダで出会った統合医療の指導者たちと

●確信

日本から、がんの代替療法に関する団体の代表を勤めるM氏が来て、カナダ在住の日本人相手に講演を行なうということを聞いた。私も何とか都合を付けて途中から参加した。

私が、がんの統合医療の勉強をしている医師であるということが分かると、急きょ後半の講演を任されてしまった。急な話でちょっと戸惑ったが、もともと人前で話すのは苦手ではない、というより好きなほうである。講演後の質疑応答もうまくいった。

そのことがきっかけとなって講演の依頼が増え、日本人向けのテレビ局でのシリーズも始まった。週一回、テーマを決めて健康維持のためのアドバイスをするという番組である。月一回、ラジオの健康コーナーも受け持った。

ドクターJが、ある自然薬品製薬会社の主催する学会に誘ってくれた。参加費は日本円で七千円ほどだったが、当時の私にはそれを払えるだけの金がなく、ドクターJが好意で出してくれた。

こうした企業主催のイベントにありがちな自社商品の売り込みはまったくなかった（さすがにパンフレットでの宣伝程度のことはあったが）。いろいろな疾患ごとに分けて、それを自然医療で治療するにはどうしたらいいのかというようなことを、大学講師クラスの人が講演するというものである。どのレクチャーもしっかりした理論と科学的根拠のもとに組み立てられており、分かりやすく、医者としても十分に納得させられるものであった。

ところで、バンクーバー市のあるブリティシュ・コロンビア州では、自然療法の医者が年に一回、総会を開いている。その学会から私にも講演の依頼があった。

風景の美しいビクトリアで開かれるこの学会で、私の博士号論文となった研究テーマ（冒頭で紹介したがんの転移の話）をもとに、これからの西洋医学と自然療法の融合の可能性について話した。はじめての英語でのレクチャーとディスカッションであったが、不思議と緊張はなかった。みんな熱心に聞いてくれた。その後の交歓会では大勢の人と名刺を交換し合い、質問や熱い議論が交わされた。誰もが、患者の健康を守るためにとても真剣だった。

そうした出会いや実体験を通して、私は、統合医療という自分の選択が正しかったということに確信を持ったのである。

〈後日談〉

日本に帰ってから一年後、再びバンクーバーを訪れる機会があった。ドクターRに電話をしたら、センターの場所は変わったらしい。治療の効果が政府に認められて、資金的にも全面的なバックアップのなかで運営しているという。

ドクターRは、教え子のドクターGをはじめ、中国医学、マッサージ、ヒーリング、ナチュロパシー、ホメオパシー、瞑想等それぞれのスペシャリストと一緒に、統合医療を研究、実践していた。ひとつの理想的な形が出来上がっていた。

さらにその半年後の二〇〇〇年一月（ちょうどこの本の執筆中）、再びセンターを訪ねた。年明け最初のミレニアム・スタッフミーティングに、ドクターRは私にも「参加しなさい」と言った。じつは、かねてから話し合われていたことで、A・Hオプショナル治癒研究所と同センターが提携関係を結んで、ジャパン・ブランチとしたらどうか、ということだった。嬉しいことに、参加者みんなが賛成してくれた。

さらに前述のドクターJも、「日本のクリニックでBiological Treatment（生物学的治療法＝人間の生物学的、生化学的な状態を考えた自然療法）をやるなら、全面的に技術的なバックアップをするよ」と言ってくれた。

新しい千年紀に入ると同時に、両巨匠による強力なサポート体制が確立された。あらためて責任の重さを実感させられる。

そして二〇〇〇年三月、私たちは統合医療クリニックを開設させる為の準備をしつつ、さらに新しい医療情報や治療法、A・Hオプショナル治癒研究所での研究結果と効果をまとめている。

クリニック開設後には、より具体的な内容の治療研究書（患者はもちろん、様々な治療家の方々にも役立つ書籍）を出版できることだろう。

あとがき

日本の医療は今、ひとつの転換期にある。病気になったらとにかく病院に行く。そして黙って医者にすべて任せる。病院から出たら、また同じような生活を続ける。そしてまた病院に。医者も患者も、もうそんな意識は捨てなければならない。

本来、自分の健康は自分で守るべきものだ。自分の生命の行く末は自分で決めなければならない。医者はそのよき協力者であり、アドバイザー的存在である。

この本を読んだ方が、健康とは何か、ということをもう一度真剣に考えてくれたらと思う。また、統合医療の必要性に気づきながらも、現行の医療体制からサイドステップできないでいる医者の同志たちが、この本から何らかの刺激を受けて、それぞれの患者のために新たな一歩を踏み出すきっかけとなれば、こんなに嬉しいことはない。

私は幸いにも、何かに引っ張られるかのように海外に飛び出し、飛び込みで、統合医療の勉強をすることができた。引っ張られる私を、妻は、さらに後ろから強く押し出してくれた。万全な計画を練らないとなかなか動かないがために、様々なチャンスをつぶしてきた私に、とにかく最初の一歩を踏み出す勇気を与えてくれた。

また、今まで心配ばかりかけてきたけれど、いつも陰で支援してくれた両親に、心からの感謝を捧げたい。

この本は様々な思いや出来事があったなかで、ついに完成された本です。

この本を出版するにあたってご協力頂いた皆様へ――

出版のチャンスをくださり、いろいろコーディネイトしてくださったTCC（ザ・シチズンズ・カレッジ）の宮地昌利社長、編集をしてくださった二瓶孝浩さん、面倒な調整を長期間してくださった大城ミドリさん、さまざまな角度から良きアドバイスとご意見をくださった稲川龍男さん、苦しいときに見守り応援してくださった中村阿蘭先生、三田奈保子先生、ＩＤＥＡの大内靖社長、明窓出版の麻生真澄さん、粕谷知秀画伯、佐藤博信・加代子ご夫妻、そしてたくさんの本の中からこの一冊を手にとってくださったあなたへ、心より感謝を申し上げます。

二〇〇〇年三月吉日　Ａ・Ｈオプショナル治癒研究所

代表　東山明憲

※この書籍の内容に関するお問い合わせは（有）オフィスマイカまでお願いします。

電話　03-5966-1408　E-Mail:officemaika@jmail.co.jp

■ あとがき

参考文献

・『最新ナチュラルメディスン・インディアン薬用ハーブでガンから生還』東山明憲著
・『癌のための代替療法——37人の医師の証言』東山明憲・園田亜紀　共訳
・『ビタミンがスンナリわかる本』丸元康生著
※右記三冊に関してのお問い合わせ、ご購入希望の方は（有）オフィスマイカまでご連絡ください。
電話　03-5966-1408　／　E-mail: officemaika@jmail.co.jp
・『癒す心、治る力』（角川書店）アンドルー・ワイル著
・『人間らしい死にかた』（河出書房新社）シャーウイン・B・ヌーランド著
・『がん治癒への道・サイモントン療法の新たな展開』（創元社）O・C・サイモントン他　共著

- 『An Alternative Medicine Definitive Guide to Cancer』, Burton Goldburg et.al
- 『Healthy Healing, a guide to self-healing for everyone』, Linda Rector Page, N.D., Ph.D.
- 『The Complete Guide to Homeopathy』, Dr. Andrew Lockie & Dr. Nicola Geddes
- 『The Persecution and Trial of Gaston Naessens』 Christopher Bird
- 『Holistic Herbal』 David Hoffmann
- N.E. Clark, 『Aterosclerosis, Occlusive Vascular Disease, and EDTA』 Am J Cardiol 6 (1960): 233-236
- Formulas for Healthful Living; Francis Brinker, N.D. (Eclectic Medical Publication)
- Beating Cancer with Nutrition; Dr. Patric Quillin (The Nutrition Times Publication, Inc.)
- Willett WC, et.al., Intake of trans fatty acid and risk of coronary heart disease among women. Lancet 341, 581-585, 1993
- Longneker MP, Do trans fatty acids in margarine and other foods increase the risk of

coronary heart disease? Epidemiology 4, 492-495, 1993

· Booyens J and Van Der Merwe CF, Margarines and coronary artery disease. Med Hypothesis 37, 241-244, 1992

· National Research Council, Diet and Health. Implications for Reducing Chronic Disease Risk. National Academy Press, Washington DC, 1989

· Plikanova T, et al., Insulin secretion and insulin action are related to serum phospholipid fatty acid pattern in health men. Metab Clin Exp 38, 188-192, 1989

· Stolien LH, et al., Influence of dietary fat composition on the development of insulin resistance in rats, relation to muscle triglyceride and omega-3 fatty acids in muscle phospholipid. Diabetes 43, 280-289, 1991

· Diplock AT, Antioxidant nutrients and disease prevention: An overview. Am J Clin Nutr 53, 189s-193s, 1991

- Simopoulos AP, Omega-3 fatty acid in health and disease and in growth and development. Am J Clin Nutr 54, 438-463, 1991
- Cheraskin E, Vitamin C- whined it? Arlington Press, Birmingham, AL., 1993
- Levine M, New concepts in the biology and biochemistry of ascorbic acid. New Engl J Med 314, 892-902, 1986
- Baur H and Staub H, Treatment of hepatitis with infusions of ascorbic acid: Comparison with other therapies. JAMA 156, 565, 1954
- Shklar G, et.al., The effectiveness of a mixture of beta-carotene, alpha-tocopherol, glutathionen and ascorbic acid for cancer prevention. Nutr Cancer 20, 145-151, 1993

A.Hオプショナル治癒研究所のご案内

2000年からの動きとしてA.Hオプショナル治癒研究所では、
次の内容をより一層充実させていきます。

①研究(治療法・検査法・健康食品等)
②検査(BTA、LBA、BEST、他の新検査も試験中)
③病気なんでも相談
④生活指導
⑤食事指導
⑥ヒーリング療法
⑦フラワーセラピー
⑧セミナー・勉強会
⑨医療用アロマセラピー

A.Hオプショナル治癒研究所は、北米の著名な統合医療センターと国際的な提携を結んでいます。それにより最新の検査法や医療情報を入手することができるのです。

今後も、様々な分野の専門家たちとのネットワークを強化し、北米を中心として世界中の病院、医師たちと密接な情報交換を行い、必要に応じて直接訪問しながら、治療のオプションの探求と実践に全力を投入していきます。

また、A.Hオプショナル治癒研究所は、「ヘルシー会」や「癌・仲間の会」などのサークル活動にも積極的に協力しています。

なお、東山明憲先生による東山胃腸科外科にての診察は、金曜日と土曜日のみ行なっています。
（診察時間は、午前8:00〜12:00、午後2:00〜6:30）

A.Hオプショナル治癒研究所に関する詳細については
ホームページをご覧下さい。

●ホームページ　http://www.dr.earth.co.jp
●E−Mail　ANA15750@nifty.com

【著者プロフィール】

東山 明憲 (ひがしやま　あきのり)

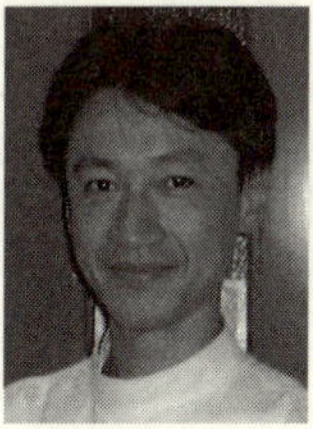

医師。医学博士。1962年生まれ。A.Hオプショナル治癒研究所代表。外科医として9年間臨床を経験した後、北米に渡り2年間、代替医療と西洋医学を調和させるべく統合医療の臨床研修を積む。1998年帰国後、様々な治療法や検査法を取り入れた「A.Hオプショナル治癒法」を実践。またセミナーや講演、インターネット等で治癒法や健康法に関する最新情報を提供している。

治癒のスイッチが入るとき

2000年4月20日 第1版発行

著　者　東山明憲
発行人　MINORU SAITO
発行元　(有) オフイスマイカ
〒174-0073　東京都板橋区東山町14-1-202
TEL: 03-5966-1408

発売元　明窓出版株式会社
〒164-0012　東京都中野区本町 6-27-13
TEL: 03-3380-8303　FAX: 03-3380-6424
振替　00160-1-192766

印刷・製本　株式会社　シナノ

ISBN4-89634-048-5